AGA
治療革命

飲む発毛剤から自毛植毛、
そして毛髪培養へ

湘南AGAクリニック新宿南口院院長
笠井敬一郎
KASAI KEIICHIRO

幻冬舎

AGA
治療革命

飲む発毛剤から自毛植毛、そして毛髪培養へ

湘南AGAクリニック新宿南口院院長
笠井敬一郎
KASAI KEIICHIRO

はじめに

日本で20歳以上の男性の４人に１人、およそ１２００万人が悩んでいることがあります。それが「薄毛」です。

なかでも多いのが、男性に特有の男性型脱毛症（ＡＧＡ）。20歳以上の男性の約30％が発症しています。本書では、この男性型脱毛症をメインに、そのメカニズムと最新の対処法について語りたいと思っています。

男性型脱毛症に限らず、脱毛・薄毛は、がんや心臓病といった生活習慣病とは異なり、放置しても死に至ることはありません。

ただし、死なないからといって、脱毛・薄毛を無条件で受け入れられるわけではありません。髪の毛は見かけを大きく左右しています。そのため、脱毛・薄毛が進むと、自尊心が深く傷つき、前向きな社会活動を損ない、生活の質（クオリティ・オブ・ライフ）が下がることも考えられるのです。脱毛・薄毛は、人生１００年時代を自分らしく楽しむためにも、クリアしておくべき最重要課題の一つなのです。

がんや心臓病といった生活習慣病と同じように、脱毛・薄毛の治療法も日進月歩で進化しています。ことに男性型脱毛症には、育毛・発毛効果にエビデンス（科学的な証拠）がある治療薬、治療法が次から次へと登場しています。

もしも男性型脱毛症に悩んでいるとしたら、自己流で孤独に立ち向かうのではなく、早めに最寄りの皮膚科の発毛外来にアクセスしてみてください。あなたの大事な毛髪をこれ以上減らさず、生活の質を高めるための専門的なアドバイスが得られるはずです。

これが、私が本書で何よりも伝えたい第一のメッセージです。

自己紹介させてください。

私は、湘南ＡＧＡ新宿南口院の院長、笠井敬一郎と申します。

男性型脱毛症の患者さんに寄り添い、育毛・発毛のアドバイスを日々しています。

私はもともと毛髪を扱う皮膚科医ではなく、脳外科医でした。

大学の医学部を卒業した後、脳外科医をおよそ25年間続けてきた50歳のとき、ある決断をしました。脳外科医から美容外科医への転身です。

脳外科という分野に関しては、フランスとアメリカへの留学も経て、四半世紀で十分にやり切ったという達成感がありました。以前から美容医療には興味があり、次のステージへ進むなら、まだまだ気力が充実しているうちに決断すべきだと思ったのです。

脳外科で脳を手術する際には、まず皮膚を剝《は》がし、頭蓋骨に穴を開けます。脳の手術を成功させるのが最優先ですが、私は同時に患者さんの術後の暮らしもイメージしながら、できるだけキレイに皮膚と髪の毛を剝がし、手術痕が目立たないように縫うことを心がけていました。いわば「美しい手術」を目指していたのです。

理美容室の数は、日本全国で37万8626軒（出典：厚生労働省『令和3年度衛生行政報告例』）もあるそうです。コンビニエンスストアの店舗数は全国で5万8000軒ほどですから、その数は6・5倍以上に達しています。それくらい、「髪の毛をキレイに整えたい」というニーズは強いのです。

手術が成功して命さえ救えれば、術後の見た目や暮らしぶりはどうでもいいというのは、外科医のエゴだと私は思います。患者さんの病気を治すのではなく、病気の患者さんを治すのが、医者の義務だと考えているからです。

さらに私の経験上、術後に手術痕が残らないような「美しい手術」のほうが、手術痕が残る手術よりも、予後（手術後の状態）もよくなる傾向があります。「美しい手術」を心がける時間と心の余裕があるほうが、手術は成功裡に終わりやすいからです。

「美しい手術」で患者さんのクオリティ・オブ・ライフを少しでも高めたいというのが、脳外科から美容医療、男性型脱毛症の治療へと歩を進めた私の原点になっています。

日本の美容医療のトップランナーである湘南美容グループへ移ってしばらくしてから、グループ代表の相川佳之医師に、当時まだ日本ではほとんど知られていなかった自毛植毛の存在を教えてもらいました。

自毛植毛とは、自らの毛髪を薄いところへ植え替える男性型脱毛症の治療法。長年医学界に身を置いていた私自身、まったく初耳の画期的な治療法でした。

「えっ、自分の毛を移植しても、ちゃんと生えてくるの？」と衝撃を受けると同時に、「これで多くの患者さんを幸せにしたい！」という熱い思いが湧いてきました。

それから私は自毛植毛に積極的に取り組み、今年で14年になります。これまで手がけた症例は、３０００例ほど。日本ではトップクラスの症例数です。なかでも、最新の自毛植毛術であるＦＵＥ（詳しくは１１９ページ参照）の症例数は１５００例を超えており、日本でおそらく

５本の指に入る経験数だと自負しています。

ところが、来院した男性型脱毛症の患者さんに、自毛植毛の提案をしても、テレビＣＭなどでよく見かけるかつらメーカーの人工毛を使った増毛法と混同する方もいるほど。私が14年前に「えっ、自分の毛を移植しても、ちゃんと生えてくるの？」と驚いたときと、まったく同じ反応が返ってくることがほとんどです。

自毛植毛のパイオニアの一人として、日本ではその魅力が広く伝わっていない事実に、私はいつも歯がゆい思いをしています。

矢野経済研究所の調査によると、２０２２年度のヘアケア市場はおよそ５０００億円。植毛の市場規模はそのうちの１％前後、50億円ほどと推定されています。世界の自毛植毛の市場規模は２０００億円以上であることを思えば、日本は残念ながらまだまだ自毛植毛後進国なのです。

自毛植毛の魅力とメリットをより多くの方々に伝えて、男性型脱毛症の悩みを少しでも解消したいというのが、本書に託した第二のメッセージです。

髪の毛は誰にとっても身近な存在ですが、実態はあまり知られていません。

本書では、まず髪の毛について語り、その後男性型脱毛症などの脱毛症のメカニズムとその進化した薬物療法、そして自毛植毛について詳しく触れます。

さらに最後の第7章では、自毛植毛を超える近未来の治療法である「毛髪再生医療」の仕組みとその可能性に関する最新情報を紹介しています。

本書を通じて、一人でも多くの方々の脱毛症の悩みを少しでも軽くできたなら、著者としてそれ以上の喜びはありません。

AGA治療革命　目次

第1章 知っているようで知らないヘアサイエンス

第2章 なぜ髪は抜けるのかを科学する

第3章 育毛・発毛の噂の真相

第4章 育毛・発毛の常識を変えた救世主の登場

第5章 自毛植毛というベストチョイス

第6章 育毛・発毛の環境を整える

第7章 毛髪再生医療で世界からハゲが消える日

構成／井上健二
カバーデザイン／幻冬舎デザイン室
ＤＴＰ／美創

第1章

知っているようで知らないヘアサイエンス

人体最大の器官についている、人体最小の器官「毛包」

薄毛が心配になり始めると、皮膚から露出して目に見えている部分ばかりが気になってきます。でも、毛髪でもっとも大事な部分は、皮膚の下の目に見えないところにあります。

それが「毛包」です。

毛髪のうち、皮膚から飛び出て目に見える部分を「毛幹」、それに対して皮膚に隠れている部分を「毛根」と言います。樹木にたとえるなら、毛幹が幹、毛根が根に相当するのです。

このうち毛根をすっぽりと包んでいる組織が、毛包です。毛包のうち、皮膚表面から見える部分は「毛穴」と呼ばれています。

刀にたとえるなら、毛根が剣、毛包は鞘《さや》。毛包は、毛根と接している内毛根鞘《ないもうこんしょう》と、皮膚と接している外毛根鞘《がいもうこんしょう》に大別されており、皮脂腺が付随し、まわりには毛細血管のネットワークが広がっています。

毛包は、皮膚の付属器官と言えます。

皮膚は、表面を覆う表皮と、その深部にある真皮と皮下組織の3層構造。毛髪は真皮から表皮に向かい、大まかに40～45度の向きで生えています。

皮膚も毛髪も、美容面ばかりが脚光を浴びていますが、その本質は「器官」そのものです。皮膚は全身をシームレスに覆っており、人体最大の器官と呼ばれています。皮膚を全部広げると成人男性で畳1枚分（約1・6㎡）、重さは体重の約16％（体重65㎏の人なら約10㎏）にも達します。器官としての皮膚は、衝撃からカラダを保護したり、汗や皮脂を分泌したり、体温を調整したりしています。

一方の毛包は、一つひとつが独立している人体最小の器官。のちほど詳しく語るように、毛包が育てる毛髪にも重要な役目があります。

毛包は人体最小の器官であり、毛髪は人体に欠かせない役割を持つことから、生まれたときから赤ちゃんには毛髪が生えています。毛髪をつくる毛包は、お母さんのお腹にいる胎児のうちから発生しているのです。

妊娠してから8週目までは、胎児ではなく「胎芽」と呼ばれています。皮膚はこの胎芽のうちから発生しています。

9週目に入り、胎児となると、毛包のもとになる「原始毛芽《もうが》」が発生します。胎生6か月前後になると、全身の毛包がほぼ出揃います。

毛包の発生には、間葉系の幹細胞（ステムセル）と上皮系の幹細胞が関わっています。この事実は、第7章で取り上げる最新の毛髪再生医療とも深く関わっています。

幹細胞とは、自らのコピーをつくり出す「自己複製能」と、ある程度役割が決まり分化した細胞をつくり出す「分化能」を兼ね備える細胞です。

生まれたばかりの赤ちゃんの毛髪は、胎児の頃から生えていた胎毛。生まれてから3か月くらいすると、容易な刺激で抜けやすくなります。これは新生児脱毛と呼ばれており、新しい毛髪との入れ替わりが促されます。

髪を育てる毛乳頭細胞、毛母細胞、バルジ領域

毛包のいちばん深いところには、「毛球」という小さなタマネギ状の膨らみがあります。ここが育毛・発毛でもっともホットなスポットです。

毛球の底には、小さなくぼみがあります。このくぼみの部分を「毛乳頭」、そこで活動している細胞を毛乳頭細胞と呼びます。

細かく見ると、毛乳頭には、毛乳頭細胞以外にも、血管内皮細胞、白血球の一種である大食細胞（マクロファージ）などが集まっています。

この毛乳頭をグルリと取り囲むのが、「毛母細胞」。

毛乳頭細胞と毛母細胞こそが、髪の毛を強く逞《たくま》しく成長させるうえで肝心要の鍵を握る組織なのです。

毛乳頭細胞と毛母細胞は、司令塔と生産工場の関係にあります。

毛母細胞は、周囲の毛細血管から酸素と栄養の供給を受けて、増殖と分化を繰り返し、毛髪をつくっています。まさに毛を生み出している母なる存在。毛母細胞が休みなく活動を続けると、毛髪は下から上へトコロテン式に押し上げられます。

この毛母細胞に指令を出しているのが、毛乳頭細胞です。

さらに近年、毛髪の成長に関して注目を集めている部位があります。それが「毛隆起（ヘアバルジ）」というエリアです。

●毛髪の仕組み

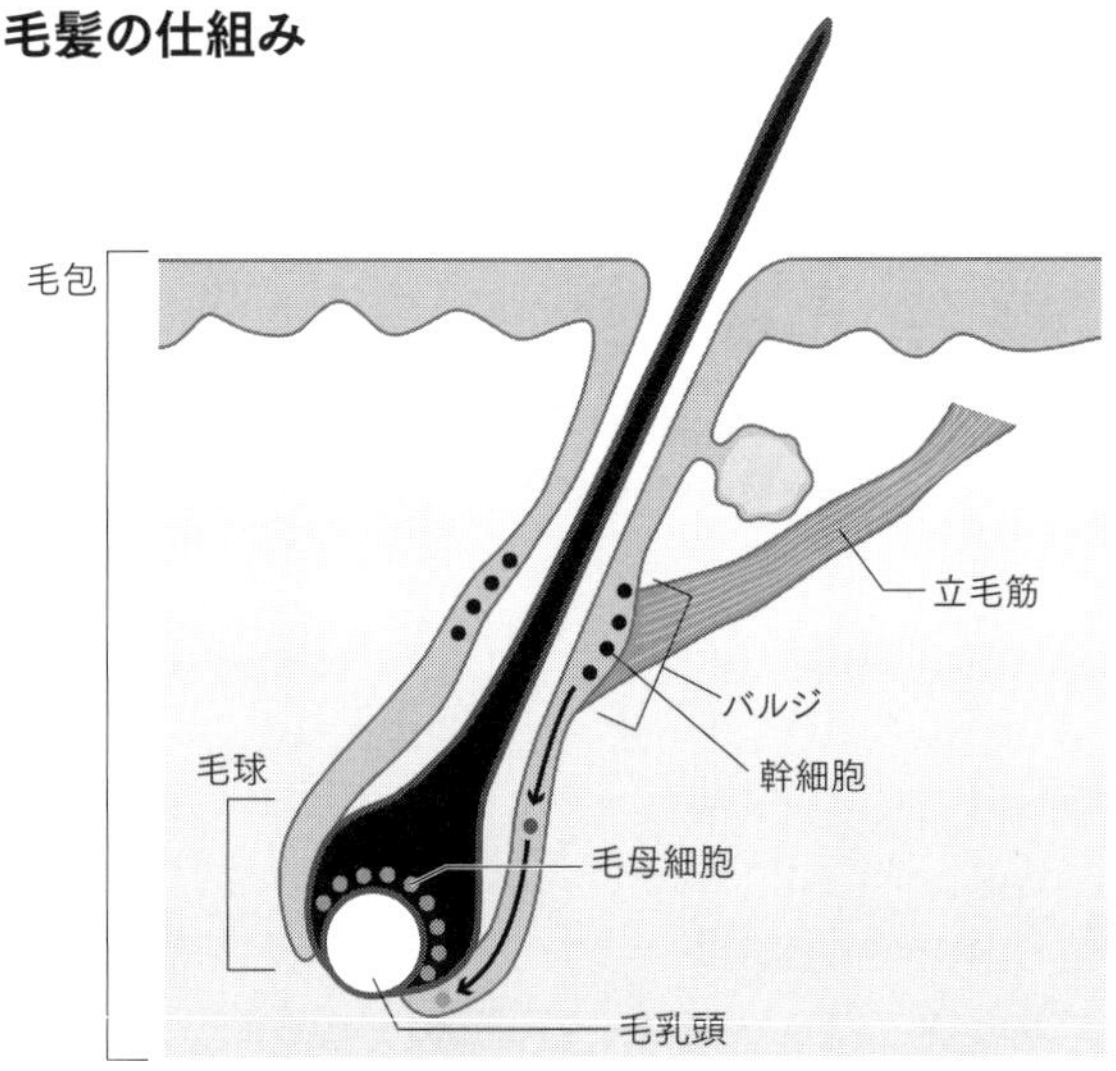

バルジとは、英語で「膨らんでいる部分」という意味。

　その名の通り、毛包の中ほどよりやや上にある膨らみであり、そこには立毛筋という小さな筋肉がついています。

　立毛筋は、毛髪を斜めに立たせている筋肉。立毛筋は、自分の意思では動かせない不随意筋であり、その働きは自律神経のうちでも交感神経によって支配されています。寒さや恐怖、驚きなどで鳥肌が立つのは、交感神経が興奮して立毛筋が収縮し、毛穴（毛包）が隆起する現象です。

　バルジ領域には、2つの上皮系の幹細胞の居場所（ニッチ）があります。

　バルジ領域にある幹細胞は、毛包幹細胞と

色素幹細胞。

このうち毛包幹細胞は毛包をつくる細胞であり、毛球に毛のもとになる毛母細胞を供給しています。

色素幹細胞は、髪の色を決めるメラニン色素をつくるメラノサイト（色素形成細胞）のもとになっている幹細胞です。色素幹細胞については後述します。

毛包は、ヘアサイクルを繰り返し、人体で唯一再生する器官です

毛髪は１日におよそ０・３㎜の割合で伸び続けています。１か月で約１㎝、１年間で11〜12㎝のペースで成長しているのです。

けれど、髪の毛はずっと伸び続けるわけではありません。

あるところまで伸びると寿命を迎えて、自然に抜け落ちます。そしてしばらくすると、抜け落ちたところから新しい髪の毛がまた生えてきます。毛髪を生み出している毛包は、人体で唯一再生できる器官なのです。

この再生サイクルを、ヘアサイクル（毛周期）と呼んでいます。
ヘアサイクルには、次の3つのフェイズ（段階）があります。

ヘアサイクルの3大フェイズ

成長期（アナジェン）：
毛包が上から下へ伸び、毛母細胞が分裂と増殖を活発に繰り返しているフェイズです。ヘアサイクルの90％ほどは成長期であり、だいたい2～6年続きます。仮に成長期が6年間続くとすると、髪の毛の長さは60～70㎝に達します。

退行期（カタジェン）：
毛包の萎縮が始まり、毛母細胞の成長にブレーキがかかり、完全に止まるまでの時期。ヘアサイクルの1～2％ほどであり、通常は2～3週間ほど続きます。

休止期（テロジェン）：
毛母細胞の活動が休止しているタイミング。
毛包はバルジ領域くらいまで萎縮し、些細な刺激で髪の毛が抜け落ちます。休止期はヘアサイクル全体の約10％で、数か月続きます。その後、毛包幹細胞が活動を再開すると、毛包は下へ下へと伸び、再び成長期になります。

各毛包ごとに、ヘアサイクルには微妙なズレがあります。成長期が2年で終わる毛包もあれば、４年続く毛包もあり、６年続く毛包もあるのです。

このズレにより、髪の毛が抜け落ちるタイミングは揃わないため、ヒトには他の動物の換毛期のように一度に大量の脱毛が起こることはなく、髪の毛のボリュームは一定に保たれているように見えるのです。

薄毛が気になり始めると、抜け毛に対して敏感になります。でも、ヘアサイクルを踏まえると、毎日抜け毛があるのは、ごく当たり前のことだとわかります。

頭髪の本数にはかなりの個人差があります。日本人では、10万本から15万本くらいの人が大半と考えられています。

少なく見積もって、頭髪が10万本、ヘアサイクルが最短の2年だと仮定してみましょう。すると１日の抜け毛の数はどうなるでしょうか。

計算してみると、結果は約１３７本。ヘアサイクルを3年とするなら、１日あたりの抜け毛は約91本となります。

ヘアサイクルには個人差がありますし、同じ人でも加齢や環境などの影響を受けると、微妙に変わることもあります。

ですから、抜け毛に関しては、1日90〜150本ほどあったとしても何の不思議もなく、そのくらいの脱毛なら気に病まなくてもよいのです。

年齢を重ねるとともに、成長期は短くなり、退行期や休止期の毛包が増えてきます。これは、ヘアサイクルを決めている毛包幹細胞の活性が落ち、細胞分裂が滞りやすくなるがゆえの自然な老化現象と考えられます。

髪の毛の中身、こうなっています

髪の毛の太さには人種差、個人差があります。日本人の平均値は直径0・06㎜程度。これは欧米人の約1・3倍の太さです。

こんなに細い髪の毛ですが、実は3つのレイヤー（層）から成り立っています。その3つのレイヤーとは、キューティクル（毛小皮）、コルテックス（毛皮質）、メデュラ（毛髄）。髪の毛を鉛筆にたとえるなら、表層のコーティングがキューティクル、本体の木がコルテックス、中心にある軸となる芯がメデュラです。

この3つのレイヤーについて詳しく見てみましょう。

髪の毛をつくる3つのレイヤー

キューティクル（毛小皮）：

毛髪の根本から毛先に向かい、表面をカバーしている平たいウロコ状の組織です。髪の毛全体に占める割合は10〜15％ほどであり、色素のない透明な細胞が4枚から10枚もタケノコの皮のように重なり合い、髪の毛を保護します。毛先に行くほど、キューティクルの枚数は少なくなります。

キューティクルの性質は、毛髪の硬さ、ツヤ、手触りなどを左右しています。キューティクル1枚は5層構造になっており、キューティクル同士の間には細胞膜複合体（ＣＭＣ）があります。

コルテックス（毛皮質）：

毛髪全体の80〜85％を占めます。毛髪の本体とも言える部分であり、ここの性質が髪の毛の柔軟性や太さなどに強く影響します。

コルテックスの量が多いと髪の毛は太く、硬くなります。対照的にコルテックスの量が少なくなると髪の毛は細く、柔らかくなります。

髪の毛の色合いを決めるメラニン色素は、おもにコルテックスに含まれます。

メデュラ（毛髄）：

毛髪の中心部にある芯のような組織であり、全体の5％ほどを占めます。柔らかいタンパク質からなり、断熱効果などを発揮していると考えられています。欧米人の毛髪には、このメデュラがほとんど見受けられないそうです。


いずれのレイヤーでも、主体となるのは「ケラチン」というタンパク質。ケラチンは毛髪全体の85％前後を占めています。

カラダのパーツの大半は、タンパク質からなります。タンパク質は、最大20種類のアミノ酸から構成されています。ケラチンは18種類のアミノ酸からなり、その多くをシスチンとグルタミン酸が占めています。

毛乳頭細胞の助けを借り、ケラチンをつくり出すのが、毛母細胞。この毛母細胞が、ケラチンを内部に多く溜め込んで角化すると、分裂を停止して〝死んだ細胞〟となり、下から押し上げられて皮膚から飛び出し、毛幹となります。

ケラチンには、硬ケラチン（ハードケラチン）と軟ケラチン（ソフトケラチン）という2つのタイプがあります。

ヒトの髪の毛や爪、動物の角や蹄《ひづめ》などは硬ケラチン、ヒトの表皮のいちばん外側を覆う角質層は軟ケラチンからなります。

黒髪、金髪、赤毛、白髪を決めているのは？

カラーリングが一般化して、好きな髪色を楽しむ文化が広がりました。

それでも、大半の日本人のもともとの髪色は黒髪。欧米人に金髪（ブロンド）が多く見受けられるのとは対照的です。

髪の毛の色は、おもにコルテックスに含まれるメラニン色素の種類と量で決まります。

メラニン色素をつくるのは、メラノサイト。血液から供給されるアミノ酸の一種であるチロシンから、チロシナーゼという酵素により、メラニン色素を合成します。

メラノサイトは、毛乳頭を取り囲む毛母細胞と隣り合って並んでいます。

メラノサイトがつくったメラニン色素は、隣接する毛母細胞へと渡されます。それにより、髪の毛には色がつくのです。

メラニン色素は、人体にとって有害な紫外線（UV）を遮る天然のサンスクリーン（日焼け止め）のような存在。

紫外線を浴びすぎると、体内では有害な活性酸素が発生。老化や生活習慣病の引き金となってしまいます。メラニン色素を含む髪の毛は、頭部を紫外線から守っているのです。

皮膚の外側にある表皮の最下層である基底層にも、メラノサイトは並んでいます。

基底層のメラノサイトも紫外線に反応してメラニン色素をつくり、まわりの細胞に渡しています。不用意に日光を浴びてメラニン色素が増えすぎると、シミの原因となります。

詳しく見てみると、メラニン色素には、ユーメラニン（黒褐色系）とフェオメラニン（黄赤色系）という2つのタイプがあります。

ユーメラニンが多く、メラニン色素の総量が多いと黒髪になり、メラニン色素の総量が少ないと金髪となります。

この他、欧米人に多いのが赤毛。ユーメラニンが比較的少なく、フェオメラニンが多いという特徴があります。同時に、赤毛の人は、肌色が白く、目の色が薄く、そばかすが多いといった特徴を持つことも珍しくありません。

これらの違いの多くは、遺伝子によって決定されています。

ユーメラニンもフェオメラニンもほとんど含まなくなると、白髪になります。ですから、黒髪でも金髪でも赤毛でも、白髪になるのです。

白髪は、本来無色透明。光を乱反射するため、白く見えるのです。ちなみに、牛乳が白く見えるのも、同じように無数に含まれているタンパク質や脂質の微粒子一つひとつが光を乱反射するからです。

白髪になる理由は、老化などにより、メラノサイトの働きが悪くなり、メラニン色素の合成量が減ってしまうか、もしくはメラノサイトでつくられたメラニン色素がうまく毛母細胞に渡されなくなるから。多くはその両方でしょう。

白髪の最新常識。バルジ領域の幹細胞が関わっています

さらに近年、バルジ領域にある毛包幹細胞と色素幹細胞が、白髪に深く関わっていることもわかってきました。

これは東京医科歯科大学で幹細胞を研究している西村栄美教授の業績です。西村教授は２００２年に色素幹細胞を世界で初めて見つけた研究者であり、イギリスの権威ある科学雑誌『ネイチャー』にその論文が掲載されました。

色素幹細胞は、前述のようにメラニン色素をつくるメラノサイトのもとになる細胞。それ自体にメラニン色素をつくる能力はありません。

興味深いことに、バルジ領域にあるニッチでは、毛包幹細胞と色素幹細胞は隣り合って存在しています。このうち毛包幹細胞がつくるＴＧＦ－βというタンパク質には、色素幹細胞を未熟な状態で眠らせておく性質があります。

こうして色素幹細胞を決して無駄使いせず、枯渇しないように適切にキープしていれば、年齢以上に白髪が進んでしまうことが避けられます。

ですが、何らかの原因で毛包幹細胞がダメージを受けたり、失われたりすると、色素幹細胞が浪費されて枯渇しやすくなり、早々に白髪に陥りやすくなるのです。

西村教授によると、毛包幹細胞は、17型コラーゲンという錨《いかり》のような形をしたタンパク質によってバルジ領域に留まっています。

加齢やストレスなどの要因で17型コラーゲンが失われると、毛包幹細胞がバルジ領域のニッチを離脱。すると毛包の働きが落ちて髪の毛がつくられなくなるだけではなく、色素幹細胞が枯渇して白髪が促されやすくなります。

美容のためにコラーゲンのサプリやドリンクを飲んでいる人もいますが、基本的に体外から取り入れたコラーゲンがそのまま体内に定着するわけではありません。コラーゲンはタンパク質の一種であり、消化管でアミノ酸にまで分解されてから吸収・再利用されているからです。

同様に17型コラーゲンを体外から取り入れても、毛包幹細胞のニッチまでストレートに届くことはありませんから、それでは白髪は防げないのです。

ヒトは本当に「裸のサル」なのでしょうか

ヒト（ホモ・サピエンス）は、「裸のサル」と言われることがあります。

ヒトが属する哺乳類の多くは、〝獣（ケダモノ）〟と呼ばれるくらい、全身を体毛に覆われており、まさしく毛むくじゃらです。

ヒトに比較的近いと思われているサルやチンパンジーやゴリラも、全身は毛むくじゃら。それと比べるとヒトは、頭髪などを除くと、体幹や四肢の広い領域を濃い体毛で覆われているわけではありません。

それでも、ヒトを「裸のサル」と呼ぶのは、正しくないようです。

なぜなら、手のひらと足の裏、性器の一部という例外を除くと、ヒトも全身毛むくじゃらだから。胎児のときにつくられる毛包も、ほとんど全身に分布しています。頭髪は全部で10〜15万本とされていますが、体毛は全身で５００万本にも上るのです。

「裸のサル」という誤った印象を与えているのは、頭髪や脇毛、陰毛などを除くと、ごく薄くしか毛が生えていないからでしょう。

大別すると、毛髪には「硬毛」と「軟毛」があります。

硬毛は頭髪の他、脇毛、陰毛、眉毛《まゆげ》、睫毛《まつげ》など。メデュラを持ち、メラニン色素を含み、硬く長く伸びて目立ちやすいという性質があります。

軟毛は、体毛の大半を占めているもの。メデュラがなく、メラニン色素もほとんど含んでいないため、柔らかくて短く、目立ちにくいという性質があります。これは、軟毛のヘアサイクルが短く、成長期がおよそ50日であり、ヘアサイクル全体に占める成長期の割合も30～50％に過ぎないからです。

なぜヒトは、「裸のサル」と言われるほど、体毛の大半が軟毛化してしまったのか。その理由について確固たる証拠があるわけではありません。

でも、次のような仮説は成り立ちます。

それは、「ヒトは長い距離を歩いたり走ったりしながら移動するために、体温調節機能を発達させる必要性があったから」というものです。

人類の祖先は、熱帯のアフリカ大陸で生まれました。農耕を始める前の原始時代、狩猟採集で生きながらえるためには、長い距離を歩いたり走ったりしながら移動できる能力は、大きな武器となったでしょう。

ヒトよりも速く走れる哺乳類は、いくらでもいます。陸上短距離走の男性トップ選手は時速36㎞で走りますが、アフリカ大陸に生息しているチーターは約3秒で時速１００㎞近くまで加速できるとか。スポーツカー並みです。日本各地で出没しているクマも、本気を出せば時速40〜60㎞ほどで走ると言われています。

それでも、ヒトのように長い距離をノンストップで延々と歩き、走り続ける哺乳類は、他に知られていません。

42・１９５㎞で競うフルマラソンに参加して完走した経験のある市民ランナーは少なくないでしょう。フルマラソンを超える１００㎞マラソンにも、多くのランナーが参加して完走を果たしています。なかには、２００㎞を超えるレースに何度も出ている猛者もいます。

それらはいずれも、多くの野生動物には無理な注文です。

このように、私たちが長い距離を無事に歩いたり走ったりできるのは、発汗によって体温を適切にコントロールする仕組みを備えているからです。

歩いたり走ったりするときの運動エネルギーの一部は熱に変わり、体温を上げます。カラダの機能は平熱でもっとも効率的になるように調整されており、体温が上がると体内環境を一定ゾーン内に保とうとする仕組み（ホメオスタシス）が働き、体温の上昇が抑えられます。その主役となるのが、発汗による体温調節です。

皮膚に開いた汗腺から汗を絞り出すと、汗が蒸発するときに気化熱が奪われます。この〝打ち水〟効果で、カラダから熱を奪って体温は効率的に下がるのです。この仕組みがうまく働かなくなると、体温が上がりすぎて下がらなくなる熱中症に陥ります。

硬毛で全身毛むくじゃらだと、汗腺から汗をかいても蒸発しにくいため、〝打ち水〟効果が得られにくくなります。そこで、ヒトでは頭髪などの一部を除いて、体毛を硬毛から軟毛へ変える進化が起こったのではないか。そんな想像も成り立つのです。

毛髪は一体何のために存在しているのか、考えてみましょう

人生に無駄はないと言います。私が一人の医師としてつねに感じているのは、カラダにも一切の無駄はないということ。

私たちは普段自覚できませんが、人体最小の器官である毛包が育む毛髪にも、他にはない機

能と存在理由があるはずです。

毛髪の存在理由として第一に挙げられるのは、頭部の保護機能です。

進化の過程でヒトの体幹や四肢の体毛は軟毛化したのに、頭髪だけは硬毛のままなのは、おそらく頭部を守るためでしょう。

頭部には、何よりも大切な脳が収められています。

頭部を覆っている毛髪は、外部からの思わぬ衝撃などから脳を守ってくれる緩衝材として機能しているのです。

前述のように、毛髪のメラニン色素には、頭部を紫外線のダメージから守る働きもあると考えられています。直立二足歩行をするようになったヒトでは、頭部がどこよりも紫外線を浴びやすいからです。紫外線を浴びると皮膚で生じる活性酸素は、皮膚がんの誘因の一つ。また、活性酸素による酸化ストレスが、毛乳頭や毛母細胞にまで及ぶと、正常な育毛・発毛が妨げられることもあります。

体温を一定に保つ恒温動物にとって、体毛には体温を保つ働きもあります。

ホッキョクグマ（シロクマ）が極寒の北極圏で体温を保てているのは、分厚い皮下脂肪に加えて全身を覆っているフサフサとした体毛のおかげ。

ホッキョクグマの体毛はストロー状であり、内部に空洞があります。空気は重さゼロで最高の断熱材。体毛の間に空気を溜め込むだけではなく、体毛の内部にも空気を含むことにより、ホッキョクグマは冷たい外気をシャットアウトして北極圏でも体温が保てているのです。

ちなみに、ホッキョクグマの体毛は、ヒトの白髪と同じく真っ白ではなく透明。地肌は他のクマと同じように黒っぽくて太陽光をよく反射します。

黒っぽい地肌が反射した光は、透明なストロー状の体毛でさらに乱反射します。この散乱光により、全身は白っぽく見えるようになり、雪と氷に覆われた北極圏では絶好のカモフラージュになっているのです。

アウトドアウェアに使われるフリース素材のなかには、ホッキョクグマの体毛にヒントを得て、内部が空洞になったポリエステル系の素材を使っているものもあります。

ヒトの体毛にはホッキョクグマのような空洞はありません。代わりに皮膚に対して斜めに生えて皮膚の広い領域をカバーしながら、空気層を抱え込み、保温効果を発揮していると考えられます。

動物に体毛は欠かせない存在ですが、進化した大きな脳を持ち、文化・文明を発展させてきたヒトの毛髪には他の動物とは違った意味合いもあります。

古来、抜けてもまた生え続け、力強く成長する毛髪には神秘的なパワーが宿っていると見なされてきました。毛髪を剃るとこうした貴重なパワーが失われる恐れがあり、罰則や刑罰の一環として「頭を丸める」ことが強制される文化もありました。

ヨーロッパの貴族や法律家などが、フサフサの毛髪をアピールするかつら（ウィッグ）を被っていたのは（いまでもイギリスの法廷では、裁判官や法廷弁護士が伝統的なかつらをつけることがあるそうです）、豊かな毛髪が地位や権力のシンボルだったからです。

現代では、毛髪はアイデンティティを表現する最強の手段。ファッションでも美容でも、ヘアスタイルをどうするかは重要な位置を占めています。

自己肯定感、コミュニケーション、人間関係、性的なアピールなどの側面においても、髪の毛は大きな意義を持ちます。

自己表現の一つとして、あえて毛髪を剃ってスキンヘッドを選ぶ人もいます。ですが、多くの人にとって薄毛は自己表現の手段を奪われることにつながり、自己肯定感を下げるリスクとなり得ます。

自分らしく前向きに人生を楽しむためにも、気になる人は早め早めの脱毛・薄毛対策を始めたいもの。次章では、その脱毛・薄毛がなぜ起こるかをご説明しましょう。

第2章

なぜ髪は抜けるのかを科学する

男性型脱毛症が起こるメカニズムとは?

この章では、いよいよ薄毛を招く脱毛症のメカニズムについて解説しましょう。

私たちにとって大切な髪の毛は、なぜ抜けてしまうのでしょうか。

数ある脱毛症のなかで、もっともポピュラーなのが、男性型脱毛症。本書のメインテーマでもある、そのメカニズムを解き明かしましょう。

男性型脱毛症は「ＡＧＡ」とも呼ばれています。ＡＧＡとは、「Androgenetic Alopecia」の略。Androgenetic は男性ホルモン、Alopecia は脱毛症という意味ですから、より正確には〝男性ホルモン型脱毛症〟と呼ぶべきものです。男性ホルモンの働きや遺伝などにより、おもに成人男性に生じる脱毛症です。

日本では、人口の1割ほどにあたるおよそ１２００万人が抜け毛や薄毛に悩んでおり、その多くに男性型脱毛症が関わっています。日本人における男性型脱毛症の発症頻度は、20歳以上で平均30%程度とされます。

古代ギリシャの哲学者アリストテレス、古代ローマの英雄カエサル（シーザー）、17世紀のフランス王ルイ13世らも薄毛に悩んでいたと伝えられています。いずれも、おそらく男性型脱毛症によるものだと考えられています。

このように男性型脱毛症は古代から男性たちを悩ませてきたのですが、そのメカニズムがわかってきたのは20世紀に入ってから。

１９４０年代、アメリカの皮膚科医Ｊ・Ｂ・ハミルトンが、去勢による発毛パターンと男性ホルモンのテストステロン注射による観察を通して、男性ホルモンと男性型脱毛症の関わりを初めて明らかにしたのです。

現在ではハミルトンの時代より、より精緻《せいち》な研究が進んだ結果、男性型脱毛症の発症メカニズムが詳しくわかるようになってきました。

舞台となるのは、毛髪を生み出している毛乳頭細胞と毛母細胞。

男性ホルモンの代表格はテストステロン。テストステロンのようなホルモンは、血液に乗って全身を循環しています。そして特定のホルモンをキャッチするアンテナを持つ組織だけに作用します。このアンテナを、受容体（レセプター）と呼びます。

テストステロンが血液に乗って毛包の毛乳頭細胞まで運ばれると、５αリダクターゼという

●正常な毛周期とAGAの違い

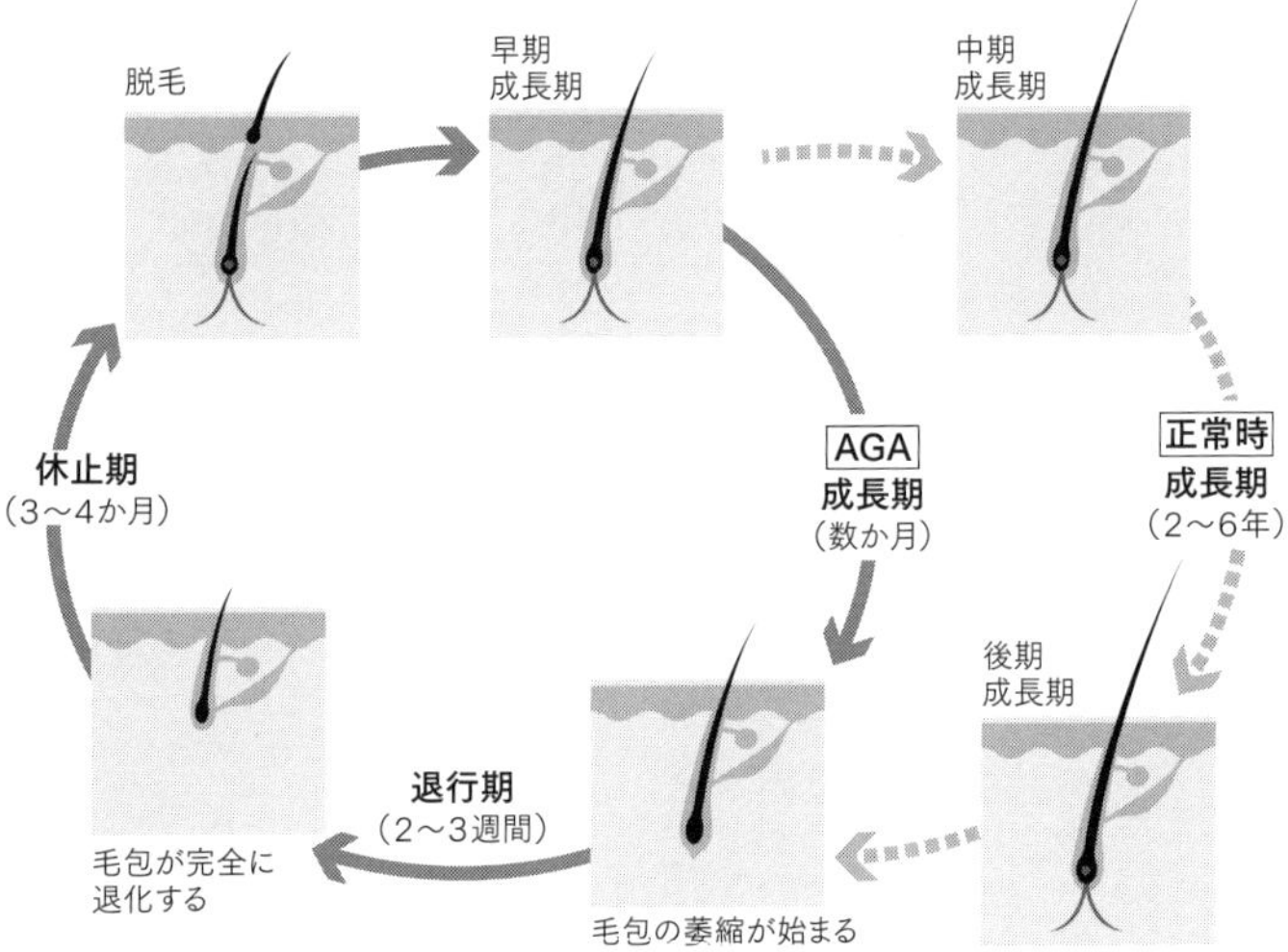

還元酵素により、より強力なジヒドロテストステロン（ＤＨＴ）へと変化します。

毛乳頭細胞には、このジヒドロテストステロンをキャッチして反応する受容体（アンドロゲンレセプター）が備わっています。

毛乳頭細胞のアンドロゲンレセプターにジヒドロテストステロンが合体すると、そのシグナルにより、毛乳頭細胞はＴＧＦ－β１やＤＫＫ１といったサイトカインをつくります。サイトカインとは、細胞から分泌されるタンパク質で情報伝達の役割を担っています。

このＴＧＦ－β１やＤＫＫ１が毛母細胞のレセプターにキャッチされると、細胞自然死（アポトーシス）を誘導します。

アポトーシス自体は、私たちのカラダでつ

ねに起こっている自然で必要な現象ですが（がん細胞がやっかいなのは、アポトーシスを拒否して無秩序に増殖するからです）、行きすぎたアポトーシスは生体機能を低下させます。

毛母細胞でアポトーシスが過剰に誘導されると、正常なヘアサイクルが乱れます。通常は2〜6年ほど続く成長期が、数か月から1年ほどと短くなって、毛髪が太く長く成長できなくなり、すぐに休止期に入って脱毛が起こるのです。硬毛に成長する余裕がなく、軟毛のままの抜け毛が多くなるのが特徴です。

男性型脱毛症の救世主として華々しく登場した治療薬フィナステリドは、ジヒドロテストステロンを合成する5αリダクターゼの活性を抑えることで効果を発揮しています。こうした治療薬については第4章で詳しく触れます。

額の生え際、頭頂部、前頭部だけが薄毛になりやすい理由

男性型脱毛症では、額の生え際、前頭部、頭頂部がとくに薄くなります。

どこから、どのように薄くなるかには個人差があり、大きくは次の3つのタイプに分類されています。

男性型脱毛症の3大タイプ

M字型：
額の両脇が剃り込んだように後退していくタイプ。手で前髪をかきあげてみると、M字型に後退している様子が確認できます。男性型脱毛症としては初期段階ですが、放置すると容易にU字型へと進行します。

U字型：
額の両脇だけではなく、額全体が後退するタイプ。前頭部から頭頂部にかけて、脱毛・薄毛が目立つようになります。O字型の脱毛が同時に進行することもあります。

O字型：
頭頂部の脱毛が目立っているタイプ。江戸時代に渡来したキリスト教イエズス会の宣教師フランシスコ・ザビエルの肖像に似ていることから、俗に〝ザビエルハゲ〟とも言います。

余談ですが、あの有名な肖像画は、本人が亡くなってから日本人絵師が想像で描いたものだ

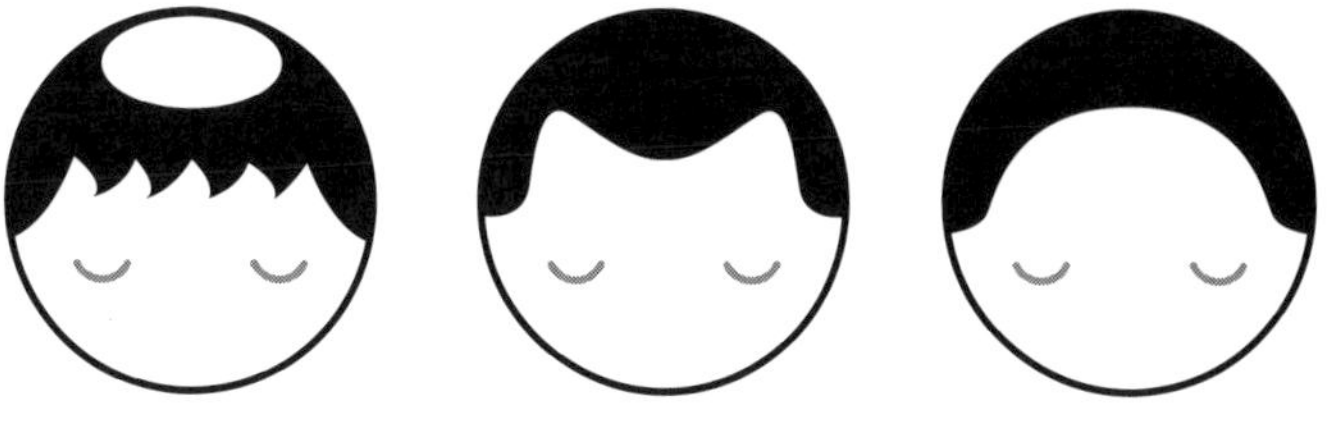

O字型　M字型　U字型

そう。イエズス会には頭頂部の髪の毛を剃る「トンスラ」の習慣がなかったことから、ザビエル自身はあの髪型ではなかったと想像されています。

このように男性型脱毛症では、額の生え際、前頭部、頭頂部で脱毛・薄毛がとくに進行します。かなり進行した段階でも、それ以外の側頭部や後頭部では、ある程度髪が残っているケースも少なくありません。

この違いはどこからくるのでしょうか。

男性なら誰でも、睾丸の精巣から多くのテストステロンを分泌しています。

テストステロンには、男性胎児の外性器の生育を誘導したり、思春期に筋肉や骨を成長させたりする働きがあります。フィジカル面だけではなく、メンタル面でもやる気を高めたりする作用が知られています。

でも、テストステロンを盛んに分泌している男性が全員、男性型脱毛症になるわけではありません。

毛乳頭細胞でテストステロンからジヒドロテストステロンが合成されたとしても、それをキャッチするアンドロゲンレセプターが存在しなければ、毛母細胞の活動を阻害するサイトカインが出ないため、男性型脱毛症にはなりにくいのです。このレセプターの感受性には遺伝の影響が大きいと考えられています。

そして男性型脱毛症で大きな鍵を握るアンドロゲンレセプターは、すべての毛乳頭細胞に存在しているわけではありません。

額の生え際、前頭部、頭頂部の毛乳頭細胞には多いのですが、側頭部と後頭部の毛乳頭細胞にはアンドロゲンレセプターがありません。このためジヒドロテストステロンが合成されても、毛母細胞の活動にブレーキをかけるシグナルが出ないので、男性型脱毛症の人でも側頭部と後頭部では最後まで髪の毛が残っているのです。

男性の多くは思春期になるとヒゲが生えてきます。そこにも、ジヒドロテストステロンが関わっています。

ヒゲの毛包の毛乳頭細胞にも、５αリダクターゼが存在しており、血液で運ばれてきたテストステロンをジヒドロテストステロンに転換します。

生え際や前頭部などの毛乳頭細胞は、アンドロゲンレセプターがジヒドロテストステロンをキャッチすると、毛母細胞における毛髪の成長を阻害するＴＧＦ－β１やＤＫＫ１といったサイトカインをつくります。

それとは対照的に、ヒゲの毛乳頭細胞のアンドロゲンレセプターはジヒドロテストステロンをキャッチすると、逆に毛髪の成長を促す物質をつくります。ＩＧＦ－１（インスリン様成長因子１）と呼ばれるサイトカインです。

この違いにより、ジヒドロテストステロンは男性型脱毛症を招く一方、ヒゲの成長を促す作用もあるのです。

男性型脱毛症は進行性。だから早期発見・早期治療がマストなのです

男性型脱毛症は一度発症すると、何らかの治療をしない限り、時間とともにどんどん進行

していきます。その典型的な進行パターンを示しているのが、ハミルトン・ノーウッド分類（H－N分類）と呼ばれるものです。

育毛・発毛には、第6章で触れているように、バランスの取れた食事やストレスを溜めない生活といった環境因子も重要となります。

しかしながら、どんなによい生活習慣を身につけたとしても、それだけで男性型脱毛症にブレーキはかけられません。原因が男性ホルモンのテストステロンと遺伝にある以上、そこにアプローチする治療をする他ないのです。

幸いにも、いまでは男性型脱毛症と闘える武器がたくさん揃ってきています。なかでも、第4章で詳しく解説しているフィナステリドとミノキシジルという2大治療薬は極めて高い効果を発揮します。

あらゆる病気と同じように、男性型脱毛症でも大切なのは、早期発見・早期治療。早めに見つけて治療を始めるほど、良好な結果が得られます。

私たちのクリニックでは、頭皮の状態をマイクロスコープで確認し、男性型脱毛症の科学的な診断をしています。

具体的には、見えている毛のうち13％以上が軟毛だと男性型脱毛症が始まっていると判断します。

この段階でいち早く治療をスタートさせていれば、それ以上の脱毛の進行に可能な限りブレーキがかけられます。若い頃とあまり変わらない髪のボリュームを、ずっと維持することも可能になるのです。

しかし、多くの患者さんをマイクロスコープで観察してみると、成長期の髪の毛が全体の50％を下回っているタイプが少なくありません。

成長期の髪の毛が全体の60％以上を占めているうちは、よほど神経質に観察しない限り、薄毛はそうそう自覚できないもの。

周囲が薄毛に気づくようになり、「ひょっとして髪の毛が薄くなったんじゃない？」と指摘されるのは、成長期の髪の毛が全体の30～40％まで減ってからです。

それなのに、なかには「ずっとフサフサだったのに、ここ半年で急に薄くなりました！」と嘆く方もいらっしゃいます。

男性型脱毛症が半年で一気に進行することはありません。数年間にわたり、深く静かに進行していた脱毛・薄毛を見落としていただけなのです。

フィナステリドやミノキシジルは効果的な薬ですが、魔法の薬ではありません。男性型脱毛症を長年放置した挙げ句、ツルツルになった頭皮が、タイムマシンに乗って20代に戻ったかのように、フサフサになるわけではないのです。

私の15年間以上の経験を踏まえて指摘するなら、成長期の太く長い毛の割合が最大20～30％増えるのがフィナステリド&ミノキシジルの一般的な効果。成長期の髪の毛が50％を下回った段階で治療をスタートさせたとしても、脱毛・薄毛が始まる前の頭皮の状態に、１００％戻れるわけではないのです。

男性型脱毛症が気になるなら、毎日自分の毛髪の状態を鏡でチェックするのを忘れないようにしてください。スマホで写真に撮っておくのもよいでしょう。自覚できなくても、同じアングルで撮影した1か月前の写真と見比べて、少しでも薄くなったと感じたら、できるだけ早く男性型脱毛症を扱うクリニックを受診してください。

女性が男性型脱毛症になることもあります

男性型脱毛症は、その名の通り、基本的には男性における脱毛症です。

けれど、なかには女性なのに男性型脱毛症に罹《かか》る人もいます。それは「女性男性型脱毛症（ＦＡＧＡ）」と呼ばれています。

ＦＡＧＡは、男性型脱毛症と同じメカニズムで起こると考えられています。毛乳頭細胞でテストステロンがジヒドロテストステロンに転換されてレセプターに合体し、それにより毛母細胞の活動が抑えられるようになり、成長期が短くなって軟毛化が生じるのです。

意外に思われるかもしれませんが、女性でもテストステロンは分泌されています。男性のテストステロンは精巣で合成されていますが、精巣を持たない女性では卵巣や副腎などでつくられているのです。

閉経以前、エストロゲンなどの女性ホルモンの分泌量が多く保たれているうちは、テストステロンの働きは抑えられるため、ＦＡＧＡはほとんど起こりません。45～55歳で閉経し、更年期を迎えて女性ホルモンの分泌量が一気に減ると、相対的にテストステロンの作用が強く出るようになり、ＦＡＧＡが起こりやすくなるのです。

ただし、ＦＡＧＡには男性型脱毛症のメカニズムだけでは説明できない部分も多いため、現在では「女性型脱毛症（Female pattern hair loss）」と呼ばれることが増えてきました。以下、本書でも女性型脱毛症と呼びましょう。

治療法としては、女性にはフィナステリドは使えませんが、もう一つの男性型脱毛症の切り札的治療薬であるミノキシジルが使えます。

男性型脱毛症とは異なり、女性型脱毛症では生え際の後退は顕著ではなく、毛髪が広い範囲で薄くなったと感じる人が大半。更年期をすぎて、若い頃よりも髪の毛が細くなった、抜け毛が増えたと感じたら、女性型脱毛症の疑いがあります。

女性型脱毛症の典型的な進行パターンを表しているのが「ルードヴィヒ分類」。これは男性型脱毛症におけるハミルトン・ノーウッド分類に相当します。

ルードヴィヒ分類

Ⅰ型：頭頂部の髪の毛が細くなり、分け目が目立つようになります。

Ⅱ型：Ⅰ型よりもさらに頭頂部の毛が広く薄くなり、地肌が目立つようになります。

Ⅲ型：Ⅱ型よりも進行し、地肌が露出するようになります。

女性の薄毛のおよそ半分は女性型脱毛症でもっとも多いのですが、ついで多いのは「慢性休止期脱毛症」と言われるもの。

慢性休止期脱毛症では、本来は10％ほどの休止期の頭髪の割合が20％ほどまで増加して、長い硬毛の抜け毛が増えてきます。また、男性型脱毛症や女性型脱毛症とは異なり、頭部全体に脱毛が起こります。

男性型脱毛症も休止期脱毛症の一種ですが、女性に多い慢性休止期脱毛症には男性ホルモンのテストステロンは関与しておらず、詳しい原因はいまだに不明です。その治療には、おもにミノキシジルが用いられています。

男女ともに多い円形脱毛症のメカニズムと治療法

続いて、男性でも女性でも罹りやすい脱毛症について触れましょう。

それが円形脱毛症（ＡＡ）。年齢や性別を問わず、何の前触れもなく、髪の毛が抜け落ちる皮膚病です。人口の1～2％が罹患すると言われており、日本人全体で１２０万人から２４０万人もの患者がいる計算になります。

どのような病態なのかを確認してみましょう。

円形脱毛症と言うと、ネーミングの通り、10円玉くらいのエリアが円形に脱毛するというイメージを持つ方も多いでしょう。

そういう症状もありますが、円形脱毛症には多くのバリエーションがあります。おもなものを列挙してみましょう。

円形脱毛症のおもなタイプ

単発型：もっとも多く見受けられるもの。円形の脱毛が1か所に現れます。自分では気づきにくく、美容院などで「円形脱毛症がありますよ」と指摘されて、初めて気づくケースも少なくありません。治療をしなくても、いつの間にか治っていることもあります。昔は〝10円ハゲ〟とも呼ばれていました。

多発型：円形の脱毛が、2か所以上できるもの。自分では1か所だけだと思っていても、気づきにくい場所にも脱毛があり、実は多発型だったというケースもあります。

全頭型：多発型の脱毛が頭皮全体に広がり、頭髪が丸ごと脱毛します。

汎発型：頭髪だけではなく、眉毛、睫毛、脇毛、ヒゲ、すね毛、陰毛といった体毛がすべて抜けてしまいます。もっとも重症の円形脱毛症です。患者さんの生活の質に大きな悪影響が及んでしまいます。

一般的に、円形脱毛症はストレスで発症するというイメージが強いようです。

確かに、ストレスは、円形脱毛症を誘発するきっかけの一つですが、ストレスだけで円形脱毛症になるわけではありません。

円形脱毛症にはまだ不明な部分も多いのですが、現在わかっているのは「自己免疫疾患」の一つだということ。

免疫とは「病を免れる」という意味。自分以外の細菌やウイルスなどの外敵が侵入してきた際、それを「敵」だと正しく認識して攻撃・排除する仕組みです。

自己免疫疾患では、自分以外の外敵に作動するべき免疫システムが誤作動を起こして、正常な自分自身の細胞を攻撃します。円形脱毛症では、白血球の一種で細菌やウイルスといった外敵を攻撃するTリンパ球に異常が起きて、毛乳頭などの正常な細胞を攻撃し始めるのです。

近年の研究により、その発生には遺伝的な要素が深く関わっていることが徐々に明らかになっています。なかでも、ＨＬＡ（ヒト白血球型抗原）と呼ばれる遺伝子の領域に変異があると、円形脱毛症を起こしやすいとわかってきました。とりわけ、全頭型や汎発型の多くには、ある種のHLAの型が深く関わっているとされています。

円形脱毛症の治療には、❶ステロイド局所注射法、❷局所免疫療法という2つがおもに用いられています。

❶ステロイド局所注射法：免疫を抑える働きを持つステロイド（副腎皮質ホルモン）を注射する治療です。単発型と多発型の成人では、治療の第一選択肢となります。

1回の注射でステロイドが行き渡る範囲は、1平方センチメートル程度。脱毛している範囲に応じて複数回の注射が求められます。

短期間に広く大量の脱毛が起こっているケースでは、ステロイドパルス療法が用いられることもあります。これは短期間に大量のステロイド剤を点滴注射する方法であり、通常は入院して行います。

❷局所免疫療法：脱毛を起こしている部分に、化学物質を塗り、軽いかぶれを起こして治療につなげようとするものです。年齢を問わず、多発型、全頭型、汎発型の患者さんでは、治療の第一選択肢とな

ります。

荒っぽく思えますが、すでに40年以上の長き歴史があり、多くの成果を挙げており、副作用も少なく安全性は確立されています。

この療法は、皮膚に意図的にかぶれを起こし、脱毛につながる自己免疫反応を引き起こしているTリンパ球とは別のTリンパ球を集めます。それにより、免疫のバランスを整えて自己免疫反応を抑え込み、発毛を促すのが狙いです。

この他にも、円形脱毛症の治療法としては、液体窒素療法、ドライアイス圧低療法、紫外線療法などがあります。

円形脱毛症の病態は複雑であり、治療には根気が求められます。主治医とも相談して、自らにフィットする治療法を選ぶようにしてください。

ある日突如として始まり、短期間で外見が劇的に変わってしまう全頭型や汎発型では精神面でのショックも大きく、発症後のメンタルケアも欠かせません。

ムダ毛の医療脱毛の仕組み

頭髪の抜け毛に悩んでいる人がいるかと思えば、いわゆるムダ毛の処理に悩み、医療脱毛を試みる人もいます。

医療脱毛とは、医療機関で、医療従事者しか取り扱えないような高出力の脱毛機を用いて行う脱毛の総称です。

医療脱毛は、どのような仕組みで行われているのでしょうか。

医療脱毛でもっぱら採用されているのは、レーザー脱毛です。もっとも一般的なのは、アレキサンドライトレーザーと呼ばれるレーザーを用いるやり方。黒いメラニン色素に吸収されやすいという特徴があります。

その特徴のため、照射すると皮膚には作用せず、メラニン色素を多く含む毛包の奥まで届き、ムダ毛を成長させている毛乳頭細胞と毛母細胞を破壊します。

むろん、一度のレーザー照射だけで、ムダ毛が根絶やしにできるわけではありません。ムダ毛にも、成長期→退行期→休止期というヘアサイクルがあるからです。

レーザー照射で確実に破壊できるのは、成長期の毛包のみ。退行期や休止期ではメラニン色素が少なくなっているため、レーザー光が吸収されにくくなり、思ったような脱毛効果が得られにくいのです。

1回のレーザー照射で処理できるのは、全体の20％程度。ムダ毛を根絶やしにするため、時間を置いて数回にわたってレーザー照射を繰り返して、気になるエリアの成長期の毛包をすべて破壊していきます。

加えて最近は、蓄熱式医療レーザー脱毛という方法も登場しています。こちらはおもにダイオードレーザーを照射します。

蓄熱式医療レーザー脱毛がターゲットとしているのは、毛包の中ほどにあるバルジ領域。すでに触れているように、バルジ領域には毛包と毛髪をつくるもとになる幹細胞のニッチがあります。毛包の奥に潜む毛乳頭細胞や毛母細胞にアプローチしなくても、バルジ領域を破壊すれば、ムダ毛の成長は阻害できるのです。

バルジ領域は毛包の比較的浅いところにあるため、低出力のレーザーを連続照射し、じわじわと加熱してダメージを与えます。

成長期の毛包だけではなく、すべての毛包に作用できるのがメリット。低出力のレーザーを用いるため、痛みが少なく、皮膚への負担も少ないという特性があります。

第3章

育毛・発毛の噂の真相

海藻を食べると髪はフサフサになる？

脱毛・薄毛が気になり始めると、毛髪によいと思われるものは、何でも手当たり次第に取り入れたくなります。

その代表選手が、ワカメや昆布などの海藻ではないでしょうか。海藻ならコンビニでもどこでも手軽に手に入りますから、それで毛髪が元気になってくれるとしたら、脱毛・薄毛に悩める人たちには願ったり叶ったりです。

でも、海藻が脱毛・薄毛に効くという説には、残念ながらエビデンスがありません。

この章では、海藻のように育毛・発毛に関して半ば都市伝説的に信じられている噂の真相を確かめましょう。

ワカメや昆布などの海藻が毛髪によいと言われてきたのは、海底の岩場などから力強く生えて海中をユラユラと漂っている景色が、おそらくフサフサとした毛髪を連想させたからでしょう。

海藻に限らず、古来私たちは、動植物の特徴から効能を連想して、その効用にあやかりたいと考えてきました。

たとえば、昔から滋養強壮剤として珍重されてきたのは、「鹿茸《ロクジョウ》」。毎春に一度脱落して再生したばかりの、雄鹿の柔らかい幼角（袋角）を乾燥させたものです。形と生えるスピードがキノコを思わせることから、鹿茸と呼ばれるそうです。

雄鹿の角の成長が驚くほど速く、精力も旺盛と考えられていたことから、鹿茸は滋養強壮剤として用いられてきたのでしょう。

ただ鹿茸が滋養強壮に効くのは迷信と片付けるのは早合点。

現在では、鹿茸に含まれているパントクリンという成分は、心臓、血管、腎臓などの機能を高め、疲労回復に効果的とわかっています。日本でも、マンシュウジカ、マンシュウアカジカの幼角を乾燥させた「ロクジョウ流エキス」は生薬として認可されており、栄養ドリンクにも配合されています。

同様に、海藻の栄養素にも、毛髪の成長にプラスのものがあります。

その筆頭に挙げられるのは、ヨウ素（ヨード）です。

ヨウ素は、甲状腺でつくられている甲状腺ホルモン（チロキシン）の材料。甲状腺ホルモンには、細胞の新陳代謝を進める働きがあり、毛髪をつくっている毛母細胞の新陳代謝も促進してくれます。

ヨウ素の1日あたりの摂取推奨量は0・13㎎（130㎍）。

ヨウ素は毛髪にも必須ですが、日本人のヨウ素摂取量は世界でも断トツ。海藻、なかでも昆布には大量のヨウ素が含まれており、和食で昆布だしを日常的に摂取している日本人でヨウ素が不足することは考えられません。

たとえば、昆布だし（煮出し）は100g（100cc）で11㎎のヨウ素を含み、日本人のヨウ素の推定摂取量は1日平均1～3㎎に達しています。

そもそも昆布などの海藻を日常的に摂取しているのは、日本人くらいのもの。海藻を常食しない海外では、ヨウ素不足を補うため、食卓塩にヨウ素を添加しているところも少なくありません。たとえば、アメリカでは、1920年代から、食卓塩にヨウ素が添加されているのです。

仮にヨウ素で髪の毛がフサフサになるとしたら、日本人にハゲはほとんどいないはず。すでにヨウ素をちゃんと摂っている日本人が、海藻をたくさん食べてヨウ素の摂取量を増やす必要性はなく、逆に過剰摂取による健康被害が心配されます。逆説的ですが、ヨウ素を摂りすぎると甲状腺ホルモンの合成が阻害されてしまうこともあるのです。そうなれば、育毛・発毛にもマイナスです。

頭皮を不潔にするとハゲやすい？

頭皮を不潔にしていると、余分な皮脂や汚れが毛穴に詰まりやすくなり、髪の毛の成長が妨げられて脱毛・薄毛が進むという話を誰でも一度は聞いたことがあるはずです。育毛・発毛効果をうたうシャンプーには、「毛穴に詰まったアブラやヨゴレを取る！」と高らかにＰＲしているものもあります。

俗に「頭皮を不潔にするとハゲやすい」と言いますが、本当でしょうか。

脱毛・薄毛が気になり始めると、髪の毛一本一本が貴重品。兎にも角にも脱毛が怖くなります。なかでも髪の毛が大量に抜けるのは、洗髪時です。

神経質な人のなかには、バスルームの排水口に溜まった髪の毛を恨めしげにカウントした挙げ句、「今日もこんなに抜けてしまった！」と自らブルーになる人もいます。

そこで洗髪を控えようとすると、例の俗説が立ちはだかります。そして洗髪して清潔にしたいが、そのたびに脱毛・薄毛が進むのは避けたいというジレンマに陥るのです。

そのジレンマを解決するために、まずは「頭皮を不潔にするとハゲやすい」という俗説の正否を検証しましょう。

仮に頭皮を不潔にするとハゲやすいなら、頭皮が決して清潔とは言えないホームレスは、ほとんど全員がハゲているでしょう。実際は、ホームレスにも髪の毛フサフサのタイプが珍しくありませんから、この俗説に根拠はないようです。医学的にも、毛穴の皮脂が脱毛を促進するという証拠はありません。

日本人が髪を毎日洗うようになったのは１９９０年代に入ってから。戦後すぐまでは、洗髪の頻度は月１～２回だったそうです。

内風呂率が70％以上になった１９７０年前後から、洗髪の頻度は徐々に右肩上がりとなったとか。月１～２回しか洗髪していなかった頃、毎日洗髪している現在よりもハゲが多かったというデータはありませんから、不潔だとハゲるとは言えないのです。

さらに言うなら、洗髪時に抜けた髪の毛は、洗髪しなかったとしても、遅かれ早かれ抜けていたはず。頭皮と毛髪に強いストレスがかかるような洗髪はＮＧですが、優しく丁寧に洗っていれば、洗髪で脱毛は起こりません。

不潔にするだけでハゲることはないにしても、意図的に洗髪を控えすぎるとフケや痒《かゆ》みが起こり、不快になります。汚れが気になったら、排水口の抜け毛を気にせず、洗髪してください。

頭皮に皮脂が多すぎると、脂漏性皮膚炎を起こすことがあります。その予防のためにも、脱毛を怖がらずに洗髪で頭皮をキレイにすべきです。

頭皮が脂っぽく、フケが増えてしつこい痒みを伴うなら、脂漏性皮膚炎の恐れがあります。頭皮以外にも、鼻の脇、耳の後ろ、腋の下、胸、股間部、膝裏など、皮脂の分泌が多い場所にも生じます。

脂漏性皮膚炎は、皮脂が溜まりすぎたり、その皮脂を好むカビ（真菌）の一種であるマラセチア菌が繁殖したりするのが原因。皮脂の成分を、マラセチア菌が脂肪酸に分解すると、その脂肪酸の刺激で皮膚炎が起こるのです。

この他、ストレス、寝不足、栄養バランスの偏り、ビタミンB群の代謝異常、ホルモンバランスの乱れなども誘因になり得るとされます。とくに成人男性は、皮脂の分泌を促す作用を持つ男性ホルモンの増加により、脂漏性皮膚炎が起こるケースもあるようです。

アトピー性皮膚炎やカンジダ症のように、似たような症状が出る病気は他にもあります。診断を確定させるためにも、症状が長引く場合には、安易に自己判断を下さず、皮膚科を受診してください。

脂漏性皮膚炎の診断が確定されると、主治医の判断で炎症を抑えるステロイド外用剤や、マラセチア菌のようなカビの繁殖を抑える抗真菌外用剤などが処方されるでしょう。外用剤とは、塗り薬のことです。

脂漏性皮膚炎が悪化してしまうと、患部の毛髪が抜けるケースもあります。それは男性型脱毛症とは無関係な脱毛。適切な治療により、症状が収まってくれれば、髪の毛はまた生えてきます。

白髪の人にはハゲが少ない？

歳を取るにつれて髪は薄くなり、白髪も増えてきます。進行には個人差があるにしても、薄毛も白髪も老化による自然な現象なのです。

では、加齢とともに薄毛が進みやすいタイプと、白髪が進みやすいタイプがいるのは、なぜでしょうか。

男性型脱毛症と白髪ではメカニズムが異なり、薄毛と白髪に直接的な関係はありません。男性型脱毛症はテストステロンや遺伝などで起こり、白髪は髪の毛を黒くするメラニン色素の生成が減って生じるのです。

こうした生理的なメカニズムを踏まえると、薄毛の人は白髪が進みにくく、白髪の人は薄毛が進みにくいとは言えないのです。

ただし、黒髪の日本人に白髪が増えてくると、頭皮との色彩のコントラストが弱くなり、薄毛が目立ちにくくなる傾向があります。逆に、薄毛になると白髪も目立たなくなります。それが「白髪の人にはハゲが少ない」という誤解につながるのでしょう。

以上が教科書的な説明ですが、私は個人的には次のように考えています。

おさらいしましょう。髪の毛をつくっているのは毛母細胞。毛母細胞が増殖する力が弱くなると脱毛が増えます。メラニン色素をつくっているのは、メラノサイト。メラノサイトが生成したメラニン色素を毛母細胞が取り込み、髪の毛は黒くなります。メラノサイトの活動が弱まるとメラニン色素が減り、白髪が増えます。

ですが、何らかの原因で毛母細胞の活動が弱まり、脱毛が増えてくると、メラノサイトがそのサポートに回り、脱毛を抑制するのではないかという説があります。私はこの説には一理あると思っているのです。

毛母細胞とメラノサイトは隣り合っており、協力関係にあります。隣人のピンチを無視できないように、毛母細胞の弱体化を目の当たりにしたメラノサイトが何らかのアクションを起こすのは、自然な流れではないでしょうか。

仮にメラノサイトが毛母細胞のサポートに回ったとすると、その分だけメラニン色素の合成は滞るようになり、白髪が増えると考えられます。

髪の毛には、外部からのさまざまな刺激や衝撃から頭部を守る働きがあります。それは黒髪でも白髪でも変わりませんから、「脱毛が進むくらいなら、白髪が増えるとしても、脱毛を抑えたほうがいい」とカラダが判断しても不思議はありません。メラニン色素にも、紫外線から頭部を守る役目がありますが、紫外線よりも外部からの直接的な刺激や衝撃のほうが、頭部に収まる脳にとっては〝いまそこにある危機〟です。

カラダには「代償作用」と呼ばれる働きがあります。たとえば脳梗塞などで筋肉によるカラダの動きが制限されると、それまで使っていた筋肉とはまったく別の筋肉を活用して動作を補おうとするような働きです。

メラノサイトが毛母細胞のサポートに回るのも、広い意味での代償作用の一環と捉えられるのではないでしょうか。サポートに回ってくれるメラノサイトが多いほど、脱毛・薄毛の進行は抑えられますから、結果的に「白髪の人にはハゲが少ない」という現象も起こり得ると私は思っています。

強いストレスで一夜にして白髪になる?

ここで少々寄り道。白髪に関する2つの俗説についても検証してみましょう。

1つ目は、強い恐怖やストレスを感じると、「一夜にして白髪になる」というもの。

これは、フランス王ルイ16世の王妃マリー・アントワネットの伝説で有名です。フランス革命で捕らえられた彼女は、処刑を前にして「一夜で」白髪になったというのです。

日本でも、大正三美人の一人と言われる歌人・柳原白蓮《やなぎはらびやくれん》は、太平洋戦争で学徒出陣した長男が戦死したことを知ると(皮肉にも、終戦の4日前の出来事でした)、一夜で白髪になったと伝えられています。

歴史的なエピソードの真偽を確かめるのは不可能ですが、すでに生えている髪が白髪になることは考えられません。白髪は、初めから白髪として生えてくるからです。

２つ目の俗説は、「白髪を抜くと増える」というもの。

白髪を抜くのは、おそらく白髪が気になり始めたタイミング。それまで意識していなかった白髪が気になり、目を皿のようにして探すようになるため、「白髪が増えた！」と感じるのではないでしょうか。

白髪を何度も抜いていると、毛乳頭や毛母細胞がダメージを受けてしまうため、そのうち白髪すら生えなくなり、薄毛が進む場合もあります。白髪が気になるなら、根本からカットするか、もしくは白髪染めをしてください。

産後に脱毛が起こるのは、赤ちゃんに栄養を取られるから？

出産を経験したママさんの半数以上が、何らかの脱毛を経験すると言われています。

なかでも産後2～3か月で増えてくる急激な抜け毛は、分娩後脱毛症と呼ばれています。

出産後に抜け毛が増えてくるのは、俗に「赤ちゃんに栄養を取られたせいだ」と言われていますが、それは正しくありません。

産後の脱毛のもっとも大きな理由は、妊娠と出産に伴う女性ホルモン分泌の劇的な変化にあると考えられています。

女性ホルモンには、エストロゲン（卵胞ホルモン）とプロゲステロン（黄体ホルモン）の2つがあります。

妊娠すると、胎盤からヒト絨毛性《じゅうもうせい》ゴナドトロピン（ｈＣＧ）というホルモンが分泌されるようになります。ｈＣＧは、妊娠すると尿中にも現れるようになるため、初期の妊娠判定に用いられます。

ｈＣＧは卵巣を刺激してエストロゲンとプロゲステロンの産生を促し、妊娠後9〜10週では胎盤自体がエストロゲンとプロゲステロンを産生して妊娠を維持します。

なかでも分娩後脱毛症と深く関わるのは、エストロゲン。妊娠中のエストロゲンの分泌量は妊娠前と比べ、およそ１００倍になるとされています。

エストロゲンには毛母細胞の分裂を促し、ヘアサイクルを延ばす働きがあります。成長期が長くなるため、妊娠中はむしろ抜け毛が少なくなり、「髪の毛にツヤが出てきた」と感じる妊婦さんも多いようです。

ところが、出産を終えて母体から胎盤が剥がれ落ちると、エストロゲンの分泌量は急に減ってきます。

すると、増量されていたエストロゲンの作用により、妊娠中は延長されていた成長期が一気に終わるため、退行期と休止期を経て脱毛が増えます。これが分娩後脱毛症の実態。一時的に減っていた脱毛が急に増えるため、心配になるのです。

分娩後脱毛症は、妊娠と出産に伴う女性ホルモンの増減によるものですから、治療を要するものではありません。出産してから半年ほど経《た》つと、多くの方は少しずつもとの状態に近づいていきます。

女性ホルモン以外では、妊娠と出産というこれまで経験のないライフイベントに伴うストレス、多忙な育児による睡眠不足や栄養バランスの乱れなども、脱毛が増えるトリガーとなり得ます。ただし、妊娠をきっかけに別の脱毛症が発症するケースも稀にありますので、その場合は注意を要します。

ハゲるかハゲないかは遺伝で決まる？

男性型脱毛症に限らず、あらゆる疾患には遺伝と環境という2つのファクターが関与しています。環境要因には、食事・飲酒・喫煙・運動・ストレスなどの生活習慣、年齢、ウイルス感染などが含まれています。

ほとんどの場合、遺伝要因だけで病気になることもなければ、環境要因だけで病気になることもありません。遺伝的な要因がより強く作用する病気もあれば、環境的な要因がより強く作用する病気もあります。

男性型脱毛症はどうでしょうか。

男性型脱毛症では、環境因子よりも遺伝因子のほうが強いのが特徴。薄毛に関わる遺伝的な要因には、次の2つがあります。

❶ジヒドロテストステロンを合成する5αリダクターゼの活性度

❷ジヒドロテストステロンをキャッチするアンドロゲンレセプターの感受性

再三触れているように、男性型脱毛症の直接の原因は、テストステロンから生成されるジヒドロテストステロン。ジヒドロテストステロンを合成する5αリダクターゼの活性が高くなれば、ジヒドロテストステロンが多くつくられるようになりますから、男性型脱毛症は起こりやすくなります。

加えてジヒドロテストステロンをキャッチする受容体（アンドロゲンレセプター）の感受性が強ければ、男性型脱毛症は生じやすくなります。

ジヒドロテストステロンを合成している5αリダクターゼの活性の度合いは、優性遺伝で決まっています。

そもそも優性遺伝とは、どういう意味でしょうか。

親から子へと遺伝情報を伝えているのは、ＤＮＡ（デオキシリボ核酸）。ＤＮＡに記録されている情報を遺伝子と呼びます。

ＤＮＡは、ヒストンというタンパク質に巻きつき折りたたまれて、細長いらせん状の組織をつくっています。それが染色体。染色体は一つひとつの細胞に46本あり、そのうち44本は常染色体、残りの2本が性別を決める性染色体です。性染色体にはX型とY型があり、ＸＸのペアで女性、ＸＹのペアで男性になります。

私たちは生まれるとき、両親からＤＮＡを含む染色体をもらい受けます。両親の遺伝子は一人ひとり異なり、そこには必ず何らかの変異があります。

ある変異を有する遺伝子を、両親のどちらか一方からでも受け継いだとき、子どもにその遺伝的な特性が現れるものを、優性遺伝と言います。

5αリダクターゼの活性は優性遺伝ですから、両親どちらかがその活性が強い変異を持っていれば、子どもには50％の確率で特性が受け継がれます。

遺伝子の伝わり方には、優性遺伝以外にも劣性遺伝があります。劣性遺伝は、両親からともに変異を受け継いだときだけ、生じるものを言います。

優性、劣性という表現は誤解を招きやすいのですが、これは遺伝子の優劣を示しているのではなく、遺伝子の伝わり方を区別する表現に過ぎません。

一方、ジヒドロテストステロンをキャッチするアンドロゲンレセプターの感受性を決めるおもな遺伝子は、X染色体にあると考えられています。

XYのペアで生まれた息子は、母親からX染色体、父親からY染色体を受け継ぎます。アンドロゲンレセプターの感受性を決める遺伝子はX染色体上にあるため、息子が男性型脱毛症になりやすいかどうかは、父親ではなく母親からの遺伝で決まります。

母親の父がアンドロゲンレセプターの感受性が強いなら、息子は50％の確率でアンドロゲンレセプターの感受性が強くなり、男性型脱毛症になりやすいと覚悟したほうがいいでしょう。

母親が男性型脱毛症にならなかったのは女性だからであり、息子は薄毛リスクを受け継いでいると考えられます。おじいちゃんが薄毛で孫の男の子が薄毛だと、「隔世遺伝した」と言われる所以《ゆえん》はここにあります。

むろん薄毛は遺伝だけで決まるわけではありません。環境因子も関わっています。規則正しい食生活で育毛・発毛に必要な栄養素を偏りなく取り入れたり、適度な運動でストレスを発散させたりする努力も忘れないように。その点については、第6章で詳しく紹介していますから、参考にしてください。

何よりも大切なのは、先手を打つこと。祖父の頭皮の状況や遺伝子検査などから、遺伝的に男性型脱毛症のリスクが高いと思えたら、まだ脱毛・薄毛が気にならない段階から、男性型脱毛症を抑える医薬品のフィナステリドやミノキシジルの使用を開始するのです。

私の知る限り、男性型脱毛症の専門医の男性で遺伝的な素因があるとわかったら、ほとんどのドクターは早々にフィナステリドとミノキシジルを使用しています。

カラーリングで脱毛が起こる？

黒髪一辺倒だった日本の男性たちが、カラーリングに目覚めたのは、１９９３年に開幕したＪリーグが大きな契機だったとか。Ｊリーガーたちがこぞって茶髪にしていたことに触発されたのが、髪色が変化した誘因とされています。

それから30年あまり。20代でカラーリングに目覚めた層は、50代を迎えて脱毛・薄毛が気になる年代に差し掛かっています。

早くからカラーリングをしていた世代で脱毛・薄毛が気になり始めると、「若い頃にカラーリングして、髪の毛をイジメていた報いではないか」と思い悩む人もいます。

でも、過去のカラーリングにより、脱毛・薄毛が進むことはないと考えられます。カラーリングで髪が傷むことはあったとしても、脱毛・薄毛へとダイレクトにつながっているわけでないのです。

ただし、カラーリングで用いる酸化染毛剤には、髪の表面を覆っているキューティクルにダメージを与えるものもあります。それによって髪が細くなると、薄毛が目立ちやすくなりますから要注意です。

薄毛世代は、白髪が気になる世代でもあります。

髪へのダメージを抑えるなら、白髪染めも諦める他ないのでしょうか。

薄毛の方が、キューティクルのダメージを抑えながら白髪染めをしたいなら、「ヘナ」を活用するのもお薦め。ヘナを用いると、特有のローソンというオレンジ色の色素によりカラーリングできます。

ヘナのもとになっているのは、ミソハギ科の植物。インドなどでは古くから髪染めやボディペイントなどに用いられてきた長い歴史があります。かのクレオパトラも、ヘナで爪を染めるマニキュアを楽しんでいたと伝えられています。

ヘナは天然の植物成分１００％ですから、化学染料を使うカラーリングと比べると髪と地肌へのダメージが抑えられます。ヘナには優れたトリートメント効果もあり、髪のハリ・コシ・ツヤも整ってきます。

気になる人は、ヘナでのカラーリングを得意としている美容室に相談してみてください。

ヘルメットや帽子を被りすぎるとハゲやすい？

ヘルメットや帽子を常時被ることを求められる仕事もあります。

そういう方々から、「ヘルメットや帽子を被り続けるのは、脱毛・薄毛の原因になりますか？」という質問を受けることがあります。

安心してください。ヘルメットや帽子を長時間着用したとしても、それだけで脱毛・薄毛が促進されるというエビデンスはありません。

でも、ヘルメットや帽子を被り続けるのは、頭皮にとってアウェイな環境をつくっていると覚悟したほうがいいでしょう。

ヘルメットや帽子を被ったままで頭に密着させていると、頭皮が圧迫されて血行が悪くなります。さらに通気が悪くて、かいた汗が蒸発しにくいため、蒸れやすくなり、清潔な環境を保つのは難しいでしょう。

戦国時代の武士たちが、前頭部から頭頂部までの髪を剃った「月代《さかやき》」にしていたのも、一説によると合戦場で兜《かぶと》を被ったときに頭を蒸らさないためだったそうです。はじめは髪の毛を抜いていたそうですが、頭皮に炎症を起こす者が続出したため、後年は剃るようになったとか。月代は兜による蒸れを防ぐためではなく、戦場で頭に血が上らないようにするのが主目的だったと考える歴史学者もいます。

ヘルメットや帽子は、少なくとも1時間に一度は脱いで頭皮を解放し、通気をよくするようにしてください。日中に「今日はとくに蒸れたな」と感じたら、帰宅後はいつもより丁寧にシャンプーをしましょう。

もう一つ気をつけてほしいのは、愛用しているヘルメットや帽子の日々のお手入れ。

穿いた下着は誰でも洗ってから使いますが、使ったヘルメットや帽子を使用後に毎回洗う人はおそらくいないでしょう。

しかしお手入れを怠っていると、ヘルメットや帽子の内部には汗や皮脂汚れが溜まり、目に見えない雑菌が繁殖します。そんな不潔なヘルメットや帽子を被り続けていたら、頭皮によいはずはありません。

着用するたびに洗うのが面倒なら、アルコール消毒が手軽で取り入れやすいでしょう。それでも汚れや臭いが気になったら、その都度洗うようにしてください。

第4章

育毛・発毛の常識を変えた救世主の登場

育毛・発毛に新しい道を切り拓いたフィナステリドの登場

男性型脱毛症の発症率には、人種による差があります。

日本人を含めたモンゴロイド（黄色人種）は、コーカソイド（白色人種）、ネグロイド（黒色人種）などと比べると、男性型脱毛症の発症率は低いとされています。

モンゴロイドのなかでも、昔からハゲが少ないと言われてきたのが、アメリカ先住民。彼らが伝統的に食してきた北米原産の植物ノコギリヤシが、20世紀に入り、育毛・発毛の可能性を大きく広げるゲームチェンジャーとなりました。

ノコギリヤシでまず脚光を浴びたのは、その果実の前立腺肥大に対する効果でした。

前立腺肥大とは、男性の膀胱に隣接する前立腺が肥大する病気。肥大した前立腺により、尿の通り道が狭くなるため、尿が出にくくなったり、トイレに行く回数が増えたり、残尿感に悩まされたりします。

ノコギリヤシの成分を分析してみると、フィナステリドという成分が前立腺肥大を抑えるのに有効だとわかりました。１９９２年、日本の厚生労働省と似た役割を担うアメリカ食品医薬品局（ＦＤＡ）は、フィナステリド（商品名プロスカー）を前立腺肥大の治療薬として認可しました。開発したのは、アメリカ大手製薬メーカーのメルク社です。

治療薬として認可を得るには、多くの患者さんに投与してみて、効果や副作用を確認することが求められます。

その過程で偶然、フィナステリドは前立腺肥大だけではなく、男性型脱毛症の改善にも有効だとわかってきたのです。

こうして１９９７年、ＦＤＡはフィナステリドを改めて男性型脱毛症の治療薬として認可しました。商品名はプロペシアです。

フィナステリドが効くメカニズムは、次の通りです。

男性型脱毛症の発端は、５αリダクターゼがテストステロンをジヒドロテストステロンへと転換させることでした。ジヒドロテストステロンが毛母細胞の働きを阻害するため、脱毛・薄毛が進行します。

フィナステリドは、５αリダクターゼの働きを阻害するため、テストステロンからジヒドロテストステロンが合成されなくなり、男性型脱毛症が防げるのです。

前立腺肥大も、男性型脱毛症とそっくりのメカニズムで生じます。前立腺内の5αリダクターゼが合成したジヒドロテストステロンが、前立腺の細胞を増殖させるため、肥大が起こるのです。だから、フィナステリドで前立腺肥大は抑えられるのです。

男性型脱毛症の治療に用いる薬は1錠あたり1・0㎎のフィナステリドを含みますが、前立腺肥大の治療に用いられる薬は1錠あたり5・0㎎と5倍のフィナステリドを含んでいます。

それまで育毛・発毛剤＝頭皮に塗る薬でしたが、フィナステリドは世界で初めて登場した画期的な「飲む発毛剤」として世界的に話題を集めました。

日本では2005年、1錠あたりフィナステリドの含有量が0・2㎎と1・0㎎のものが厚生労働省から認可されて万有製薬（現・MSD社）から発売されました。現在では、より安価なジェネリック医薬品も発売されています。

フィナステリドは効果が確認できるまで、通常は6か月の連続投与が求められます。国内での3年間にわたる男性型脱毛症に対する臨床試験（1錠あたり1・0㎎）では、1年後に58％、2年後に68％、3年後には78％と毛髪が増える患者さんの割合が徐々に増加することが確認されました。3年間の臨床試験では、98％の患者さんに男性型脱毛症の進行が見受けられなかったという高い効果が確かめられています。

フィナステリドは1日1錠、1日1・0㎎を上限に、医師の指示に従って服用します。フィナステリドを用いる治療は保険診療ではなく自由診療ですから、費用はクリニックによって異なります。一般的には月1万円前後でしょう。

その機序から、フィナステリドは5αリダクターゼが関わる男性型脱毛症以外の脱毛症に効果は認められません。また、日本で認可されているのは、男性型脱毛症の治療薬としてのみ。前立腺肥大の治療薬としては認可されていません。


この章では、日本皮膚科学会による『男性型および女性型脱毛症診療ガイドライン2017年版』の推奨度と推奨文を併せて紹介しましょう。

推奨度はAからDまでの5段階。その内容は、A（行うよう強く勧める）、B（行うよう勧める）、C1（行ってもよい）、C2（行わないほうがよい）、D（行うべきではない）となっています。フィナステリドの男性型脱毛症に対する推奨度は、むろんAです。

推奨度：A（男性型脱毛症）、D（女性型脱毛症）
推奨文：男性型脱毛症にはフィナステリド内服を行うよう強く勧める。一方、女性型脱毛症には行うべきではない。

フィナステリドは女性や未成年の男性には使えません

フィナステリドは、男性型脱毛症のメカニズムに対して直接アプローチできる画期的な治療薬ですが、あらゆる脱毛・薄毛に効く万能薬ではありません。

ガイドラインにあるように、数々のテストで有効性と安全性が確認されているのは、成人男性の男性型脱毛症のみ。女性の脱毛症に効果は期待できないのです。

とくに、妊婦または妊娠している可能性がある女性、授乳中の女性は、フィナステリドを決して用いてはなりません。医学的に言うと「禁忌」。禁忌とはある薬の使用や治療法が人体に悪影響を及ぼすため、用いてはならないという意味です。

男性型脱毛症や前立腺肥大では、ジヒドロテストステロンは悪玉扱いされていますが、男性には欠かせない生理的な役割も担っています。その一つが、男性胎児にペニスなどの外性器の形成を促す作用です。

妊婦または妊娠の可能性がある女性、授乳中の女性が、フィナステリドを服用した場合、胎児のテストステロンからジヒドロテストステロンがつくられなくなり、男の子の生育に悪い影響を与えると考えられるのです。

プロペシアの添付文書には、20歳未満では有効性および安全性は確立されていないと記されています。

男性が12歳前後の思春期に迎える第二次性徴でも、ジヒドロテストステロンは重要な役割を果たしています。第二次性徴における筋骨の発達、ヒゲや陰毛の発育、声変わりなどに関わっているのです。フィナステリドがジヒドロテストステロンの働きを阻害すると、男性の正常な第二次性徴が起こらない恐れがあります。

さらにプロペシアの添付文書には、閉経後の女性型脱毛症の患者さん１３７名を対象とした12か月の二重盲検比較試験（ダブル・ブラインド・テスト）の結果、フィナステリドに有効性はなかったと書かれています。二重盲検比較試験とは、試験者にも被験者にも、どちらが試験薬か偽薬（プラセボ）かを知らせないで行う信頼性の高いテストです。

フィナステリドで性欲減退が起こるってホント？

あらゆる医薬品は、副作用を伴います。

フィナステリドにも副作用はありますが、重篤なものではありません。これまで数十万人が服用し、十数例で重たい肝機能障害が報告されています。医薬品は肝臓で代謝されますから、一般的に肝機能にダメージが起こることは十分考えられます。

それでも、安易な自己判断は禁物。個人輸入などに頼らず、必ず男性型脱毛症の専門クリニックを受診し、専門医の診断と指導のもとでフィナステリドを適切に服用しましょう。フィナステリドに限らず、後述するデュタステリドやミノキシジルなども同様です。

男性型脱毛症の患者さんがフィナステリドでもっとも気になるのは、何と言っても男性機能の低下や性欲（リビドー）の減退といったセックスに関わるものでしょう。男性機能の低下の典型例は「ＥＤ（勃起不全）」です。

「薄毛を治して女性にモテたくてフィナステリドを飲み始めたのに、ＥＤになって性欲も減退した」といった状況に陥ったら、泣くに泣けません。

ＥＤなどの男性機能の低下やリビドー減退には、テストステロンの関与が疑われます。しかし、フィナステリドはテストステロン自体を減少させるのではなく、テストステロンからジヒドロテストステロンができるのをブロックする薬。効くメカニズムを踏まえると、フィナステリドでＥＤや性欲の減退が起こるとは考えにくいのです。

24〜50歳の男性型脱毛症の患者さん４１４例を対象に、48週間の二重盲検比較試験を行った結果を紹介しましょう。その結果、０・７％（２７６例中2例）にＥＤ、１・１％（２７６例中3例）にリビドー減退が見受けられたとしています。どちらも、高い割合とは言えないでしょう。

仮にフィナステリドでＥＤが起こったとしても、バイアグラなどのＥＤ治療薬を用いて治療できます。医師の指導のもとであればフィナステリドとＥＤ治療薬を同時に飲んでも、とくに問題はありません。

海外で話題になっているフィナステリドの副作用に、「ポスト・フィナステリド・シンドローム（ＰＦＳ）」があります。

ＰＦＳとは、フィナステリドの服用で起こった何らかの副作用が、服用をやめたあとも継続するもの。これは、２０１１年にアメリカのジョージ・ワシントン大学の医師らの論文で初めて報告されました。

　ＰＦＳに関しては、フィナステリドを開発したメルク社も、毛髪医学の専門家たちも、否定的な見解を示しています。

　なぜなら、フィナステリドは体内への蓄積性が低いからです。

　医薬品の有効成分が体内へ吸収されると、その血中濃度が上昇します。その後、肝臓での代謝が進むにつれて、有効成分の血中濃度は右肩下がりに減ってきます。

　血中濃度が半分になるまでの期間を、半減期と呼びます。フィナステリドの半減期は６〜８時間。服用を数日間ストップするだけで、体内からフィナステリドは完全に消えてしまいます。

　ですから、ＰＦＳが起こる理由がないのです。

　ＰＦＳの有無に関しては、まだ最終的な結論が出ていません。新しい研究では、メンタルヘルスに何か問題があったり、抑うつ症状を抱えているなどのタイプにＰＦＳが出やすいことから、メンタルが何らかの形で関わっているという説が有力。ですから、フィナステリドを服用する際、ＰＦＳを過度に怖がる必要はないと私は考えています。

デュタステリドという新しい選択肢もあります

テストステロンをジヒドロテストステロンへと転換している5αリダクターゼには、Ⅱ型とⅠ型があります。

前頭部や頭頂部などの毛乳頭細胞で、男性型脱毛症に関わっているのはⅡ型。頭皮でも、男性型脱毛症が起こりにくい側頭部や後頭部、それ以外の体毛の毛乳頭細胞に存在しているのはⅠ型です。

フィナステリドが阻害しているのはⅡ型ですが、その後Ⅱ型もⅠ型も阻害する働きがある医薬品が開発されました。それがデュタステリドです。

Ⅰ型は前立腺にも多く存在しており、先述のようにそこでつくられるジヒドロテストステロンは前立腺肥大に関わっています。Ⅱ型もⅠ型も阻害するデュタステリドは前立腺肥大の治療薬として世界で広く使われており、日本と韓国では男性型脱毛症の治療薬としても認可・使用されています。

前立腺肥大の治療薬名はアボルブ、男性型脱毛症の治療薬名はザガーロ。日本で厚生労働省がザガーロ（0・1㎎、0・5㎎）を認可したのは2015年であり、2016年に発売されました。こちらも、フィナステリド同様、効果が確認できるまで、通常6か月の連続投与が求められます。

5αリダクターゼの働きを広く阻害できるため、デュタステリドはフィナステリドよりも男性型脱毛症に高い効果を示すとされます。有効成分の半減期も数週間で、長く体内に留まってくれます。開発したのは、イギリスに本社を置くグラクソ・スミスクライン（GSK）社。こちらもすでに、より安価なジェネリック医薬品が登場しています。

ただ効果が高い反面、リビドー減少やEDといった副作用の報告はフィナステリドより若干多くなっています。

また、フィナステリドと同様、デュタステリドを妊婦または妊娠している可能性がある女性、授乳中の女性に投与すると、男性胎児の外性器などの正常発育に悪影響を及ぼす恐れがあり、女性への投与は禁忌です。未成年男性に対する安全性も確立していません。

推奨度：A（男性型脱毛症）、D（女性型脱毛症）

推奨文：男性型脱毛症にはデュタステリド内服を行うよう強く勧める。一方、女性型脱毛症には行うべきではない。

フィナステリドとは違う効き目を持つミノキシジル

フィナステリドは、前立腺肥大の治療薬として開発されました。

一方、高血圧の飲み薬（経口降圧剤）として開発されたのが、ミノキシジル。開発したのは、アメリカのアップジョン社（現・ファイザー社）です。

ミノキシジル服用中の患者さんに多毛が見受けられたことから、男性型脱毛症に対する外用薬（塗り薬）として開発が進みました。内服薬から外用薬に転換されたのは、内服薬の動物実験中、心臓破裂で死亡した例があったためです。

１９８６年、アメリカのＦＤＡが認可を下し、２％ミノキシジルが発売されました。商品名はロゲインです。その後、濃度が高いほうが効果的だとわかり、５％ミノキシジルも認可・発売されています。

ミノキシジルには優れた育毛効果が確認されており、副作用も少ないのが特徴ですが、なぜ効くかについてはわかっていないところがあります。

血圧を下げる薬として開発されたのは、血管を緩めて拡張させる作用があるため。育毛に対する作用も、当初は頭皮の血管拡張によると考えられていましたが、それ以外にもミノキシジルは多くの働きを持っていたのです。リストアップしてみましょう。

細胞成長因子の産出促進：毛乳頭細胞に働きかけて、シグナル伝達に関わるアデノシンの分泌を促します。それによりＩＧＦ（インスリン様成長因子）やＨＧＦ（肝細胞増殖因子）といった細胞の成長を促すファクターの産生が促進されます。

毛周期の制御：成長期の毛包が増加し、休止期の毛包が減少します。

カリウムチャンネルの開口：細胞にあるカリウムチャンネルという物質の通り道を開き、毛母細胞の増殖を促します。

抗アンドロゲン作用：テストステロンをはじめとする男性ホルモンの受容体に結合。その働きを抑えてくれます。

フィナステリドやデュタステリドとは効き目のメカニズムが異なりますから、併用が可能。私たちのクリニックの男性型脱毛症の患者さんも、大半が併用しています。

また、男性型脱毛症だけではなく、女性型脱毛症にも使えるのが大きな特徴。これはフィナステリドにはないメリットです。

ミノキシジルは、効果がわかるようになるまで、少なくとも4か月間、毎日使用することが求められます。使い始めて１～２か月には、休止期の毛包が成長期に入り、古い毛髪が抜けるため、一時的に抜け毛が増えたように感じられることもあります。その後、成長期に入った毛包から新たな毛髪が生えて硬毛へ育ちます。

日本でミノキシジルが発売されたのは１９９９年。アメリカに遅れること13年です。発売元は大正製薬。１％ミノキシジルがリアップという商品名で発売されたのです。

２００９年には、５％ミノキシジルがリアップＸ５の商品名で発売されています。現在では、リアップ以外にもジェネリック医薬品が手に入ります。

アメリカよりも13年も遅れてリアップが発売されたのは、一般用医薬品（ＯＴＣ医薬品）としての発売を目指したため。一般用医薬品とは、医師の処方箋がなくても、薬局やドラッグストアなどで買える医薬品です。

リアップやそのジェネリック医薬品は、一般用医薬品のなかでも第１類医薬品に分類されています。第１類医薬品は、効果が高い分、副作用の危険も高いため（ミノキシジルでは重たい副作用の頻度は高くありません)、原則的に薬剤師が、購入者にしっかりと情報提供を行うことが求められます。

これはあくまで「原則」であり、薬局やドラッグストアの登録販売者・一般従事者も、薬剤師の管理・指導のもとに限り、第1類医薬品を販売できます。新型コロナ対応で人気を集めた解熱消炎鎮痛剤ロキソニンも、第1類医薬品です。

これに対して、フィナステリドやデュタステリドは、処方箋医薬品。医師などの処方箋があって初めて使用できます。

推奨度:A

推奨文:ミノキシジル外用を行うように強く勧める(男性型脱毛症:5%ミノキシジル、女性型脱毛症:1%ミノキシジル)。

ミノキシジル以外の外用薬についても知っておきましょう

ミノキシジル以外でも、日本では多くの外用剤(塗り薬)が市販されています。それについても簡単にまとめておきましょう。

成分名：アデノシン　代表的な商品：資生堂「薬用アデノゲンEX」

生体内でエネルギーを運んだり、シグナル伝達に関わったりしているのが、このアデノシンという物質。アデノシンは、発毛促進因子のＦＧＦ－７の産生、毛根の成長期の延長、血行促進効果を発揮してくれます。

２０１０年版のガイドラインでは、男性型脱毛症に対する推奨度はＣ１でしたが、その後評価の高いエビデンスが報告されたことから、２０１７年版では推奨度がＢに格上げされたという経緯があります。

推奨度：Ｂ（男性型脱毛症）、Ｃ１（女性型脱毛症）

推奨文：男性型脱毛症にはアデノシンの外用を行うよう勧める。女性型脱毛症には行ってもよい。

成分名：カルプロニウム塩化物　代表的な商品：第一三共「フロジン外用液5％」

カルプロニウム塩化物には、頭皮や毛根の血液循環を促進する働きがあります。現在、保険診療で処方可能なのは、カルプロニウム塩化物（塩化カルプロニウム液）を含む「フロジン液」のみです。カルプロニウム塩化物は、男性型脱毛症だけではなく、円形脱毛症、びまん性脱毛症、粃《ひ》糠《こう》性脱毛症にも効果があるとされています。市販薬としては、第一三共ヘルスケアの「カロヤン」シリーズが有名です。

推奨度：C1

推奨文：カルプロニウム塩化物の外用を行ってもよい。

成分名：t－フラバノン

代表的な商品：花王「サクセスバイタルチャージ薬用育毛剤」

t－フラバノンは、花王が2000種以上の生薬ライブラリーから見つけた成分。おもに3つの育毛作用があります。

①毛乳頭細胞から、毛母細胞に情報を伝えているTGF－βの活性を抑えて、毛包の退行期への移行にブレーキをかけて成長期を保ちます。

②毛母細胞を活性化し、分裂と増殖を促します。

③毛根の接着分子を増やして、抜け毛を防ぎます。

推奨度：C1

推奨文：t－フラバノンの外用を行ってもよい。

成分名：サイトプリンおよびペンタデカン

代表的な商品：ライオン「薬用毛髪力イノベート」

この2つの成分は、ともに細胞内のタンパク質に働きかける性質があります。

サイトプリン（6－ベンジルアミノプリン）は、髪の成長に必要なタンパク質であるエフリンやBMPの生成を促し、発毛促進シグナルを増幅させてくれます。

ペンタデカン（ペンタデカン酸グリセリド）は、髪のもととなるケラチンの合成に必要なエネルギーを供給してくれます。

推奨度：C1

推奨文：サイトプリン・ペンタデカンの外用を行ってもよい。

成分名：ケトコナゾール

ケトコナゾールは、抗真菌薬。真菌（カビ）を抑える薬であり、マラセチア菌によって引き起こされる脂漏性皮膚炎の改善が期待できます。

近年、ケトコナゾールには、ジヒドロテストステロンを合成する5αリダクターゼを抑制する働きもあると考えられています。

国内では、育毛剤としては認可されていません。

推奨度：Ｃ１

推奨文：ケトコナゾールの外用を行ってもよい。

赤色ナローバンドＬＥＤが育毛を促進してくれます

最後に、フィナステリドのような飲み薬、ミノキシジルのような塗り薬以外に、育毛・発毛のフィールドで今後ホットになりそうな治療法を紹介しましょう。

それがＬＥＤの一種である「赤色ナローバンドＬＥＤ」です。

皮膚科のフィールドでは、紫外線やレーザー光など、光を応用した治療が昔から盛んに行われてきました。

そして近年、育毛・発毛には、ＬＥＤの一種である「赤色ナローバンドＬＥＤ」に高い効果があると判明したのです。これは、ミニョンベルクリニック院長の小笠原正弘医師、大阪大学医学部皮膚科学の乾重樹特任教授の研究によるものです。

光が細胞によい影響を与えるといっても、毛髪に関わる毛乳頭細胞は皮膚下６㎜ほどの比較的深いところにあります。

光は波長が長いほど、皮膚の深いところまで浸透する性質があります。そこでより波長が長い赤色ナローバンドＬＥＤに注目が集まりました。その結果、毛髪の成長期を長くするＨＧＦ、成長期を維持するレプチン、毛包を大きくするＶＥＧＦ－Ａといったさまざまな成長因子が増えることが明らかになっています。

赤色ナローバンドＬＥＤは、カラダへの負荷が少ないのもメリット。頭皮に照射しても、肌がじんわり温かくなる程度で痛みはなく、日焼けや火傷《やけど》のリスクもありません。

日本皮膚科学会のガイドラインでも、ＬＥＤとそれに似た効果が期待できる低出力レーザーの照射を勧めています。

推奨度：Ｂ

推奨文：ＬＥＤおよび低出力レーザー照射を行うよう勧める。

第5章

自毛植毛という
ベストチョイス

自毛植毛という新しい選択肢があります

男性型脱毛症で悩む患者さんに対して、フィナステリドやミノキシジルといった効果的な治療薬が続々と登場してきました。

こうした薬物療法の成果に満足する患者さんもいれば、必ずしも満足できない患者さんもいらっしゃいます。

かなり進行した脱毛・薄毛に悩んでおり、以前のようなボリュームに近づきたいと願っている場合、あるいはより短期間に髪の毛を増やしたいといったニーズがある場合には、薬物療法のみでは対応できないこともあるのです。

このように、薬物療法では１００％満足できない患者さんに対して、私たちのクリニックが提案しているのが、「自毛植毛（ヘアトランスプランテーション）」です。

自毛植毛では、薄毛のエリアで、自分自身の毛髪が力強く生えるようになり、その効果は半永久的に続きます。

前述の日本皮膚科学会『男性型および女性型脱毛症診療ガイドライン２０１７年版』でも、

フィナステリドやデュタステリドの内服、ミノキシジルの外用による効果が十分ではない症例では、「男性型脱毛症には自毛植毛術を行うよう勧める。女性型脱毛症には自毛植毛術を行ってもよい」としています（「他に手段がない状況において、十分な経験と技術を有する医師が施術する場合に限り」という注釈がついています）。推奨度は男性型脱毛症でB（行うよう勧める）、女性型脱毛症でC1（行ってもよい）です。

自毛植毛は、アメリカなどではかなりポピュラーになっていますが、日本では「自分の毛が生えてくる方法なんてホントにあるの？」と知らない方が多いのが現状です。もっとも盛んなアメリカでは年間10万件程度の自毛植毛が行われていますが、日本での施術数は年間およそ2万件程度に留まっているのです。

「はじめに」で触れたように、自毛植毛を一層広めてそうした現状を変えたいという思いが、私が本書を書いた原動力の一つです。

自毛植毛とは、自毛＝自分の毛髪を植え替えること。

髪の毛を増やす「増毛」ではなく、すでに生えている髪の毛を適材適所で再配分して、薄毛を目立ちにくくするのが狙いです。

●自毛植毛の仕組み

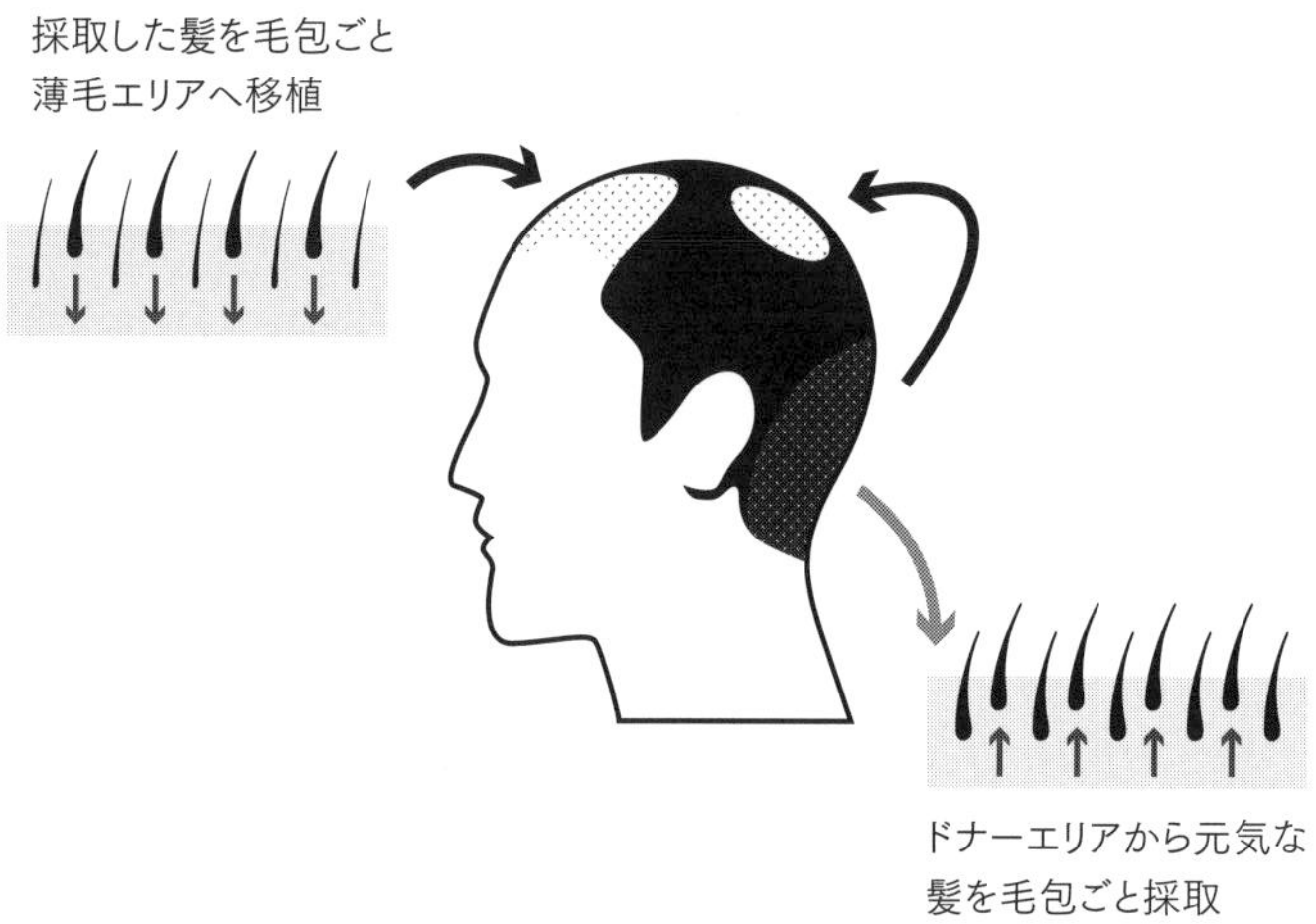

男性型脱毛症で再配分が可能なのは、薄毛になりにくい領域と、薄毛になりやすい領域がはっきりしているから。

自毛植毛では、薄毛になりにくいエリアから髪の毛を毛包ごと採取し、薄毛が目立っているエリアに植え替えることにより、全体的に薄毛を目立ちにくくします。

念のためにおさらいしましょう。

男性型脱毛症では、額の生え際、前頭部、頭頂部などには、テストステロンから生じるジヒドロテストステロンのレセプターがあり、脱毛が進みやすい領域になっています。

それに対して、側頭部や後頭部にはジヒドロテストステロンのレセプターがなく、男性型脱毛症の患者さんでも、髪の毛が残りやすくなっています。

このうち側頭部よりもエリアが広く、手術痕も目立ちにくい後頭部の髪の毛を毛包ごと切り出して、薄くなっている額の生え際、前頭部、頭頂部などに植え替えます。ここで採り出す部分を「ドナーエリア」と呼びます。ドナーには、提供者（この場合は薄くなりにくい後頭部の毛包）という意味があります。

将来にわたって男性型脱毛症のリスクが少ない後頭部の安全なドナーエリアは、一般的に耳介（外側に張り出している耳のパーツ。いわゆる〝耳〟）の上方２㎝から下方４㎝までの帯状部分とされています。しかし、脱毛・薄毛の進行度合いなどに応じて、それよりもドナーエリアをやや広めに取ることもあります。

自毛植毛の鍵を握るドナー・ドミナンス理論とは？

このメソッドの最大のポイントとなるのが、「ドナー・ドミナンス理論」。自毛植毛では、いちばん大切な理論です。

ドナー・ドミナンス理論とは、移植前の毛包が持っていた性質は、移植先でもそのまま維持されるというもの。ドナーとはすでに触れたように提供者となる後頭部の毛包であり、ドミナンスとは優勢性という意味です。

男性型脱毛症で、脱毛が起こるかどうかを左右しているのは、皮下で毛髪を育んでいる毛包の性質。毛包ごと移植してやれば、ドナー・ドミナンス理論により、男性型脱毛症が進んでいるエリアに移植した自毛でも、太く長い硬毛として伸び続けます。

自毛移植には半世紀近い歴史があり、数十年後でも移植した自毛が抜けにくいことは、多くの症例から実証されています。

肝心なのは、移植するのはあくまで自毛、つまり自分の毛髪だということ。

たとえば、兄が男性型脱毛症で薄毛が進んでいるのに、似たような遺伝的な特徴を持つ弟にはなぜか男性型脱毛症がなく、髪の毛がフサフサだとしましょう。

兄としては「そんなにフサフサなのだから、余分を少しわけてほしい」と思い、弟も「他ならぬ兄の頼みなら、喜んで」とその願いに応えたいと合意したと仮定します。では、弟の毛包を兄に移植したとして無事に育つのでしょうか。

答えはノー。仮に兄弟の間柄であっても、他人の髪の毛が移植先で育ち続けることはありません。第1章で触れたように、毛包は人体最小の器官。他人の毛包を移植するのは、いわば臓器移植のようなもの。たとえ肉親でも移植先では拒絶反応が起こるため、末長く健全には根付かないのです。

自毛植毛では、自らの毛包を再配分するだけなので、臓器移植で起こるような拒絶反応に悩まされる心配はありません。

自らの毛包でありさえすれば、胸毛のような体毛を移植しても、毛髪と同じように定着できます。体毛では、頭髪のような男性型脱毛症は起こらないため、ドナー・ドミナンス理論が働くのです。ただし体毛は毛髪とは長さや形状が異なるため、自毛植毛の満足度はそれだけ低くなります。

人工毛を移植する方法もありますが、人工毛は肉親の毛包以上に拒絶反応を招きやすく、頭皮に炎症などのトラブルが頻発します。このため植毛先進国であるアメリカにおいては、人工毛植毛手術は禁止されています。日本のガイドラインでも、人工毛移植術の推奨度はＤ（行うべきではない）となっています。

さて。自毛植毛には、いくつかのやり方があります。

なかでもポピュラーなのは、「ＦＵＳＳ法」と「ＦＵＥ法」。これからその実態について解説してみましょう。英語の頭文字はあまり変わらないのですが、両者には結構な違いがあるのです。

自毛植毛の手術方法❶
ＦＵＳＳ法　メスを使う方法です

自毛植毛で歴史的に先行して登場したのは、ＦＵＳＳ法です。ＦＵＳＳとは、Follicular Unit Strip Surgery の頭文字を並べたもの。Follicular Unit は毛包単位、Strip Surgery は帯状に剝ぎ取る手術という意味。日本語にすると「毛包単位を帯状に剝ぎ取る手術」となります。

髪の毛は１本ずつバラバラに生えているわけではなく、一つの毛穴に１～３個の毛包が集まって生えています。皮脂腺や立毛筋など毛髪周辺の組織を含み、正常なヘアサイクルが保てる最小単位を毛包単位と呼びます。

植毛と言いますが、毛髪だけを採り出して移植しても元気に育ってくれません。毛髪を太く成長させるには、毛包単位ごと移植する必要があるのです。毛包単位ごと採取した毛髪数本の集まりを「グラフト（移植株）」と呼びます。

ＦＵＳＳでは、男性型脱毛症でも薄毛になりにくく、成長期の毛髪が十分に生えている後頭部を長さ10～20㎝、幅１㎝ほどの帯状に切り取ります。

次に切り取った帯状の組織を顕微鏡で仔細に見ながら、グラフトに切り分けていきます。そして余分な組織を取り除くトリミングを行います。

ＦＵＳＳでは（後述するＦＵＥでも）、摂取したグラフトは、移植するまでの間〝鮮度〟をできるだけフレッシュに保つために、水温４度程度と低温の「ハイポサーマソル」と呼ばれるアメリカ製の組織培養液に浸しておきます。

ハイポサーマソルは、ヒトの体液の塩分濃度に合わせた従来の生理食塩水よりもグラフトの鮮度を保ちやすく、３日間ハイポサーマソルで保存したものを移植した実験でも成功を収めているケースがあるそうです（実際は採取後、数時間以内に移植します）。

グラフトができたら、額の生え際、前頭部、頭頂部といった薄毛が気になる部分に、あらかじめ決めたデザインに基づき、頭部全体のバランスを考えながら植えます。

前述のように、髪の毛は１本ずつ生えているわけではなく、１つの毛穴から１～３本ずつ生えています。帯状に切り取ったグラフトにも、毛髪が１本だけ生えているもの、２本生えているもの、３本生えているものなどがあります。

額の生え際だけは、１つの毛穴から毛髪が１本だけ生えています。自然に見せるため、生え際には１本だけ生えているグラフトを移植します。

前頭部には２本生えているグラフト、頭頂部は３本生えているグラフトというふうに、ボリュームにグラデーションをつけながら移植すると自然に見えやすくなります。

後頭部で帯状に切り取ったドナーエリアは、上下に縫い合わせて縫合します。後頭部の頭皮の皮膚には十分な余裕がありますから、帯状に切り取っても問題なく縫い合わせることができます。手術前に、後頭部の髪の毛を少し長めに伸ばしていれば、髪の毛でカバーできて手術痕も目立ちにくくなります。

ＦＵＳＳで一度に採取&移植可能なのは、最大で２５００株から４０００株（１株平均２本として５０００本から８０００本）と言われています。また、複数回の施術で採取&移植可能なのは、最大で５０００株から７０００株（１万本から１万４０００本）とされています。

自毛植毛の手術方法❷
ＦＵＥ法　メスを使わない方法です

もう一つの自毛植毛が、ＦＵＥ法。現在では自毛植毛の主流となりつつあり、私たちのクリニックでもＦＵＥ法を採用しています。

ＦＵＥとは、Follicular Unit Extraction の頭文字を並べたもの。Follicular Unit は毛包単位。これは、前述のＦＵＳＳと同じです。そして Extraction には、「抽出」とか「採取」といった意味があります。

日本語にすると「毛包単位の採取」という意味になります。

ＦＵＥとＦＵＳＳとの大きな違いは、グラフトの採取法です。

ＦＵＳＳはグラフトを採取するためにメスでドナーエリアの皮膚を帯状に切り取りますが、ＦＵＥは採取時にメスを使わない「切らない」自毛植毛なのです。

どちらもドナー・ドミナンス理論に基づいていますから、ＦＵＥでもＦＵＳＳと同様に、後頭部をドナーエリアとしてグラフトを採取します。

ＦＵＳＳでは、後頭部を帯状に切り取りますが、ＦＵＥではグラフトごとにくり貫きます。

●FUEの採取方法

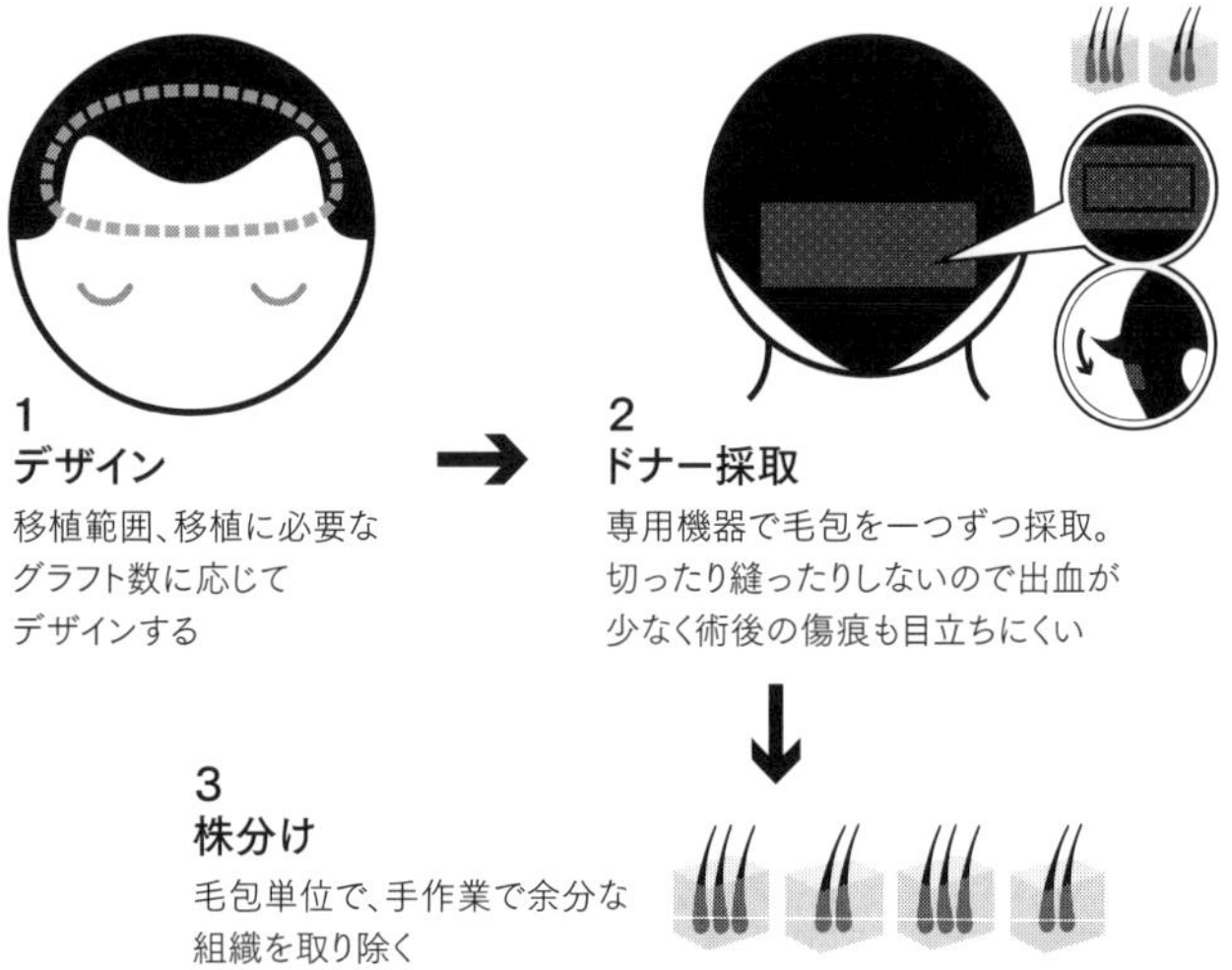

そのために使うのが、パンチニードルと呼ばれる針状のメスです。

毛包は、皮膚表面から深さ４～６㎜ほどのところまで伸びています。個人差がありますから、事前にテストを行って毛包の深さをチェック。ちょうどその人の毛包の深さまで入るようにパンチニードルを調整します。

パンチニードルの内部は空洞になっています。グラフトがうまく収まるようにパンチニードルを皮膚に差し入れたら、回転させながら引き抜くとグラフトだけを確実にくり貫くことができます。

グラフトを取り出したら、余分な組織を取り除くトリミングを行います。ＦＵＥで採取したグラフトは直径０・８～１・０㎜の円筒状であり、トリミングでジャストサイズにしてあげないと、移植した薄毛エリアでグラフトが頭皮から飛び出る「ポップアップ」という現象が起こることがあります。

その後、薄毛エリアに植える作業に、ＦＵＳＳとＦＵＥで大きな違いはありません。

ＦＵＳＳとＦＵＥを比べてみる❶ドナーエリアの手術痕

ＦＵＳＳとＦＵＥのもっとも大きな違いは、何と言ってもドナーエリアへのアプローチに関する部分でしょう。

ＦＵＳＳではドナーエリアの後頭部の皮膚を帯状に切り取り、その後上下の皮膚を縫い合わせます。傷痕が治って抜糸できるまでには、数週間を要します。そして皮膚には手術痕がはっきりと残ります。

一方のＦＵＥでは、針状のパンチニードルでグラフトを一つひとつ採取します。パンチニードルの直径は最大でも１・０㎜ほど。小さな穴が開くだけなので、処置が終わると何もしなくても穴は自然に閉じるため、目立った手術痕は残りません。

この点では、ＦＵＥのほうが、ＦＵＳＳよりも患者さんにはフレンドリーな手術だと言えるでしょう。

もう一つ私が指摘したいのは、ＦＵＥにはない、ＦＵＳＳにおける次のようなリスクです。これは脳外科医だった私の経験を踏まえたものです。

脳腫瘍や脳出血といった病気が起こると、多くの場合には外科手術が必要になります。その際、頭皮の皮膚を毛髪ごと剝ぎ取り、露出させた頭蓋骨の一部をカットしてから、脳に生じた患部を処置します。

脳腫瘍や脳出血は脳のどこに起こるかはわかりません。仮に後頭部に生じたとすると、後頭部の皮膚を剝ぎ取る必要があります。

万一、ＦＵＳＳで後頭部の皮膚を帯状に切り取ったドナーエリアと、脳の病気で剝ぎ取るべき皮膚のエリアが重なったら、どうなると思いますか？

脳外科医の多くは、過去に切り取られている皮膚の部分を、再度切り取る選択はしないでしょう。ＦＵＳＳで切り取った部分の血流は悪くなっている可能性があり、もう一度切り取ると血流がさらに悪化し、最悪の場合は壊死《えし》することもあるからです。

むろんＦＵＳＳで切り取った部分を避け、脳の手術ができるケースのほうがおそらく多いでしょう。

しかしながら、脳の病気には、生死に関わるものも少なくありません。将来そのための手術を迫られる可能性を考慮すると、手術の自由度を狭めるような真似はしないに越したことはありません。その意味でも、ＦＵＳＳよりもＦＵＥを選ぶべきだと私は思います。

ＦＵＳＳとＦＵＥを比べてみる❷
グラフトの摂取量と摂取効率

取れたグラフトを１００％移植できるのがベストですが、さまざまな理由でロス（損失）が生じるため、必ずしも１００％移植できるわけではありません。

どんなに多くのグラフトが取れたとしても、損失率が高いともったいないです。その損失率は従来、ＦＵＥのほうがＦＵＳＳよりも高いとされていました。

ＦＵＥの損失率が高くなる理由は、頭皮から見えている毛髪（毛幹）が生えている向き・方向と、皮下の向き・方向が一致するとは限らないため。

毛幹が生えている向き・方向に応じて採取用のパンチニードルでくり貫こうとしても、皮下の向き・方向がズレていると、大切なグラフトを傷つけることもあるのです。
グラフトは繊細ですから、傷ついてしまうと移植できなくなったり、たとえ移植できても正常に育たなかったりするリスクもあります。

こうしたFUEの弱点を補うために、私たちのクリニックでは次のような工夫を行っています。

すなわち、採取を始めて最初の2~3グラフトを取り終えると、一度中断して切断などで損失しているものがないかを仔細にチェック。そこで万一切断などがあれば、パンチニードルのモーターの回転数（パンチニードルは電動式です）や、皮膚に差し入れる向き（刺入角度）を微調整します。

次の2~3グラフトでも同じようなチェックをするというプロセスを繰り返し、損失率をできるだけ減らしているのです。モーターの回転数をある程度低く抑えていると、誤って切断したときには手応えでわかります。

採取する道具にも工夫を凝らし、つねに最新のテクノロジーを導入しています。
現在、私たちのクリニックで使っているパンチニードルには①ローテーション（回転）、②

オシレーション（揺動）、③バイブレーション（振動）という3つの挙動モードがあり、それぞれ作動する時間、角度、強さがタッチパネルで細かく設定できます。それにより、患者さん一人ひとりに合わせた丁寧なカスタマイズが可能になっているのです。

　こうした工夫の数々により、私たちのクリニックでは95〜98％という業界水準を超える高い採取率を誇っています。損失率は2〜5％であり、ＦＵＳＳとほぼ同等です。

移植したグラフトは90％ほどが定着します

　採取したグラフトを移植するのは、薄毛が目立つ額の生え際、前頭部、頭頂部といったエリアです。

　移植するエリアには、移植毛を収めるためのスペースを一つひとつ開けておきます。

　その方法には、おもにホールスリットとラインスリットがあります。

　ホールとは「穴」、スリットとは「切り込み」、ラインとは「線」という意味。

　ホールスリットは、グラフトを収めるために注射器のような器具（ニードル）で穴を開ける手技であり、ラインスリットは、同じくグラフトを収めるためにメスのような器具で浅い切り込みを入れる手技を指します。それぞれの隙間の長さは、ドナーから採取したグラフトの大きさを踏まえて微調整します。

　どちらの方法を選ぶかはクリニック次第ですが、私たちのクリニックではラインスリットを選択しています。国際的にも、ラインスリットのほうが仕上がりはキレイであり、患者さんへの負担も少ないというコンセンサスが得られているようです。

　ホールスリットの弱点は、穴を開けた部分の皮膚が欠損すること。それが仕上がりの悪さや患者さんの負担増につながります。

　ラインスリットでは皮膚の欠損はなく、メスで切った部分は時間が経つと自然にくっつきます。ただし、手技としてはホールスリットより難しい部分もあります。グラフトを植える際に、いちいちメスで切った部分を軽く広げてスペースを設ける必要があるためです。そのテクニックを持つ熟練のスタッフがいれば、私はラインスリットが自毛植毛のファーストチョイスになると考えています。

　私たちのクリニックでは、ラインスリットをさらに進化させた「マイクロスリット」という方法を採用しています。いま生えている毛、もしくは生えていたであろう毛を想定したうえで、０・１㎜刻みで極小のスリットを作製するのです。

スリットが小さいほど頭皮へのダメージは抑えられますし、頭皮のコンディションが良好なので移植したグラフトの定着率も高くなります。

そしてスリットがミニマムになればなるほど、術後の腫れや浮腫などに悩まされるダウンタイムもミニマムに抑えられるのです。

ラインスリットにしても、ホールスリットにしても、移植したグラフトは3日間ほどで安定すると言われています。

　移植されたグラフトはいったん休止期に入り、1週間から4週間くらいの間にそのグラフトの毛は80～90％が一度抜けてしまいます。その後、ほどなくして成長期に入り、徐々に産毛《うぶげ》が生えてから、半年から1年で正常な硬毛へと力強く育ってくれます。

　移植したグラフトの定着率を調べた国際的な大規模調査によると、およそ90％と高い割合を示します。

　グラフトの定着率が高い最大の理由は、ドナー・ドミナンス理論により、男性型脱毛症になりにくい毛包の性質が受け継がれるためです。

　もう一つの理由は、毛包自体が生命力の極めて高い組織だから。

自毛植毛では、毛包と周辺の組織も一緒に移植します。でも、毛包が毛髪を育てるには、血流が必要であり、血流を流す血管を調整する神経とも連絡しなくてはなりません。

たとえば、古民家を離れた場所に丸ごと移築したとしても、それだけで生活できません。電気、ガス、上下水道といったライフラインと連結しない限り、定住はできないでしょう。移植された毛包もそれと同じなのです。

でも、自毛移植はグラフトをただ植えているだけ。それでも血管や神経といったライフラインが無事に開通し、定着（定住）できるのはどうしてなのでしょうか。詳しいメカニズムには不明な点も多いのですが、私は次のように考えています。

切り傷を負っても、軽いものなら、何も治療しなくても自然に治ります。ダメージを負った部分に、傷を治すためにいろいろな細胞が集まり、血管や神経も通うようになります。このように治療のためにできる組織を「肉芽《にくが》」と呼びます。

ホールスリットでもラインスリットでも、皮膚が小さな傷を負っている状態。おそらく小さな肉芽が生じて、自然治癒のプロセスがスタートします。そこへ細胞を増殖させる強い生命力を持つ毛包がやってくると、両者の相互作用により、血管や神経が連絡するようになり、移植先で毛包が正しく機能するようになるのでしょう。

形成外科などでは、毛包の優れた生命力を生かした治療法も行われています。火傷した部分に毛包を移植すると、火傷の治りが早くなるのです。

野生動物は天敵と戦ったり、獲物を狩ったりする際に生傷が絶えません。彼らは、傷を負っても病院に行くわけでもなく、塗り薬を塗るわけでもありません。それでも多くは、自然に治ってしまいます。

その強靭な自然治癒力の一翼を支えているのも、おそらく〝獣（ケダモノ）〟である彼らの全身を覆っている毛髪（毛包）ではないかと私は密かに考えています。

薄毛部分には、何％の密度を求めるのが正解なのでしょう？

通常、頭皮には１平方センチメートルあたり、50から１００の毛穴があると言われています。そして１つの毛穴から、毛髪は平均して２本生えています。毛髪をカウントすると、１平方センチメートルあたり、１００本から２００本となります。

脱毛を起こしていない正常な頭皮であれば、そのうち成長期にあり、硬毛になっているのは

90％前後だとされています。1平方センチメートルあたり、90本から180本という計算になりますね。

前述したように、この密度が60％前後を切ると、本人が「髪の毛が薄くなってきたかもしれない」と気づくようになり、30〜40％まで減ってくると周囲の人も「ひょっとして頭が寂しくなってきたんじゃないの？」と噂するようになります。

自毛植毛では、どのくらいの毛髪密度を求めるべきでしょうか。

密度が60％に減るまで自分でも気づかないのですから、正常と同じ90％レベルを求める必要はないでしょう。ドナーエリアに生えているグラフトにも限りがありますから、必要以上に理想を高く持ちすぎ、高密度を追求しなくてもいいのです。

生え際が後退するM字型脱毛の初期なら、左右の切り込みの面積を合わせると、16平方センチメートルほどになります。

生え際では1個の毛穴から1本ずつ髪の毛が出ており、1平方センチメートルあたり、40株前後の植毛密度で自然に見えます。16平方センチメートルなら640本前後（40×16＝640本）。生え際が気になる初期の男性型脱毛症は、これくらいの植毛で多くの患者さんに満足していただけるでしょう。

欲張って高密度で植毛しすぎると、力強く育ってくれる毛髪が少なくなるというジレンマがあります。毛包を養うにはたっぷりの血液が必要ですから、高密度で植毛しすぎると、限られた血液を奪い合い、共倒れすることも考えられるのです。

人間vsロボット。自毛植毛するならどっちの施術を選ぶべき？

将来、多くの仕事が、ロボットとＡＩ（人工知能）の組み合わせに置き換えられると言われています。

自毛植毛の世界では、すでに10年以上前からロボットとＡＩの組み合わせを活用する動きが広がっています。その代表的な存在と言えるのが、アメリカ製の『ロボット植毛アルタス(ARTAS robotic hair transplant)』。通称アルタスです。

医療の世界にロボットを導入した先駆的な存在は、アメリカのインテュイティヴ・サージカル社が開発した外科手術システム『ダヴィンチ（da Vinci)』。その名前はもちろんルネサンスす。

を代表する天才であり、優れた解剖学者でもあったレオナルド・ダ・ヴィンチにちなんでいま

　このロボットは、もともとはアメリカ陸軍が、戦場で負傷した兵士たちに対して必要な手術を遠隔操作で行うために開発が進められたもの。それを民生用にスピンアウトしたのが『ダヴィンチ』であり、『ダヴィンチ』の開発に携わっていた人たちが、新たに起業してつくり上げたのがアルタスなのです。

　そしてアルタスを日本で初めて導入したのが、私たちのクリニック。２０１２年12月のことでした。

　アルタスはＦＵＥ専用のロボット。おもにドナーエリアからグラフトを採取するために用いられています。

　このロボットには、１秒間に50回も撮影できる高性能のＣＣＤカメラが４台備わっており、その撮影データをもとにしてドナーの頭皮の状態を正確に把握します。その毛包の密度、向き、方向などを踏まえながら、医師が操作を行い、ニードルシステムでグラフトを的確かつスピーディに採取します。

　そう聞くとベストなＦＵＥが実現できると期待したくなりますが、少なくとも日本ではアル

タスはあまり普及しておらず、日本でいち早く導入した私たちも現在ではほとんど活用していません。

アルタスの評価が低く、普及しなかった理由はどこにあるのでしょうか。

第一に、アルタスよりも人間が手作業で施術したほうが、治療効果が高いから。

ロボット＋ＡＩ＝最強と思いたくなる気持ちもわかります。もっと症例が増えてＡＩが深層学習（ディープラーニング）を重ねていけば、将来的にはドクターによる施術を超える治療効果を発揮する可能性もあるでしょう。

しかし、少なくとも現状では、熟練のドクターと看護師のコンビのほうが、アルタスよりも遥かに治療効果が高いのです。とくに日本人は手先が器用なので、ロボットを使うよりも効率的かつ効果的。また、毛包単位を手作業で採取するときに用いるパンチニードルも日進月歩で進化しています。

次に、コストの問題もあります。

アルタスは１台数千万円と高価なうえに、グラフトを１回採取する１パンチごとに１ドルのロイヤリティを製造元に支払います。仮に１０００パンチするなら、14万円を支払うことになります（１ドル１４０円で計算）。

これは、オフィスにリース契約で置いてあるコピー機・複合機が、リース料金とは別に、出力１枚あたりモノクロ１円・カラー10円といった具合にカウンター料金を請求されるのと似ていますね。

このランニングコストの一部は患者さんの負担になりますから、ドクターと看護師が手作業で行うケースより治療費が高くなってしまいます。

治療効果とコストという２つの側面から検討してみると、現段階ではアルタスよりも手作業によるＦＵＥを選ぶべきだと私は考えています。

自毛植毛Ｑ＆Ａ。素朴な疑問に答えます

ここからは患者さんからのよくある質問（ＦＡＱ）をベースとして、自毛植毛に誰でも抱きがちな疑問に答えていきます。

Ｑ 手術のだいたいの流れを教えてください。

事前にカウンセリングを行い、頭皮と発毛の状態を徹底的にチェック。患者さんのニーズを踏まえてドクターが最適な治療法の提案を行い、患者さんに納得していただけたら、手術日の予約を行います。

自毛植毛の手術は、基本的に日帰りで行います。

まずは、後頭部のドナーエリアから、グラフトを採取します。仮に１０００株採取すると仮定すると、所要時間は1～2時間程度です。

次に、移植するエリアに、あらかじめ決めておいたデザインに基づき、グラフトを植えるラインを入れていきます。１０００株分で所要時間は30分から1時間前後です。

続いて、いよいよ植毛。開けたラインにグラフトを手際よく植えていきます。この作業に１０００株で1～2時間ほどかかります。

途中の休憩を含めて、手術にかかる時間は5～6時間程度と考えておくとよいでしょう。もちろんドクターや看護師の経験や力量、頭皮のコンディションなどに応じて、所要時間は増減すると思っておいてください。

Q 手術には痛みがありますか？

頭部に局部麻酔を打って行いますから、手術自体に痛みを感じることはありません。

局部麻酔の注射を打つときには、多少痛みを伴います。その痛みが不安な方には、静脈麻酔を併用することもあります。

手術後の痛みも、皮膚を帯状にカットするＦＵＳＳと比べると、毛包ごとに採取するＦＵＥではほとんどありません。

手術後の腫れや出血を伴うダウンタイムは、ＦＵＳＳは１週間程度ですが、ＦＵＥでは２〜３日とかなり短く抑えられています。

Q 手術後にはどんな注意点がありますか？

手術の翌日から仕事や家事などの通常の日常生活が送れます。念のために、激しい運動はしばらく控えるようにしてください。

前述のように、ＦＵＥではダウンタイムは２〜３日ですが、この間の過ごし方により、グラフトの定着率に差が出やすくなります。

もっとも重要なのは、移植エリアに余計なストレスを加えないこと。第一にやってほしいのは、滲出液《しんしゅつえき》の丁寧な処理です。

手術後、出血が収まってから、血管から血液の成分が滲み出てくることがあります。これを滲出液と言います。この滲出液を放っておくと、かさぶた状の組織ができます。すると不快な痒みを感じてしまい、無意識に頭皮を手で掻《か》きむしりたくなります。掻きむしりすぎると最悪の場合、かさぶた状の組織と一緒に、せっかく植えたグラフトが取れてしまう恐れがあります。ですから、滲出液が出てきたら、綿棒などで優しく拭《ぬぐ》い取るのが正解。すると、痒みを感じることもなく、頭皮を掻きむしってグラフトが取れる心配もありません。

シャンプーは、手術後３日間は控えてください。それ以降も、しばらくはお湯をかけるだけの「湯シャン」で我慢しましょう。移植したグラフトが安定するまでには、およそ２週間を要します。シャンプーを使い、毛髪と頭皮を洗う通常のシャンプーを行うのはそれからにしてください。

Q 他人にバレませんか？

私たちの患者さんで、「来週、念願の自毛植毛をするぞ！」と周囲に自らカミングアウトする勇気がある方は１割もいません。

多くの方々は、周囲に気づかずに薄毛を治したいのです。

その気持ちに寄り添うため、私たちがお勧めするのが「ノンシェーブン植毛」です。

自毛植毛では、グラフトを採取しやすいように、事前に後頭部のドナーエリアの毛髪をバリカンで長さ1～2㎜程度に短く刈り上げます。髪の毛が長いままだと、どうしても採取しにくいからです。

しかし、後頭部の一部をバリカンで刈り上げてしまうと、手術後に周囲から「一体どうしたの？」という疑惑の目を向けられる恐れがあります。

そこで登場するのが、ノンシェーブン植毛。バリカンで剃らない植毛術です。

ノンシェーブン植毛では、移植するグラフトの毛髪だけを根元から短くカットしてから、採取を行います。後頭部のドナーエリアの毛髪から、間引くように採取しますので、周囲に〝異変〟を察知される心配はありません。

手間暇がかかりますから、その分費用は割高になりますが、患者さんからは好評です。

Q どのくらいの費用がかかりますか？

自毛植毛は、美容医療。保険診療ではなく、自由診療ですから、クリニックによって料金は異なります。

ここでは参考までに、私たちのクリニックの例を紹介しましょう。

私たちのクリニックでは1株あたり720円（2023年11月現在。以下、費用に関する記述同）。脱毛・薄毛の進行度合いに応じ、グラフトを何株移植するかでトータルの料金は変わります。

生え際だけが後退している初期のM型なら、前述のように640株ほど（約640本）でかなりカバーすることが可能。費用は46万円前後です。

生え際に加えて頭頂部も薄毛が進行しているU型なら、1500株（約3000本）の移植が目安。費用は108万円です。

側頭部と後頭部以外、全体的に薄毛が進行している場合には、2500株（約5000本）の移植が目安。費用は180万円です。

脱毛・薄毛の状態と好みに応じて200株単位での増減が可能です。

自毛植毛にかかる費用を少しでも節約したいと、トルコなどの海外でより安価に自毛植毛を行う医療観光（メディカルツーリズム）に興味を持ち、実行する患者さんもいらっしゃいます。

しかし、私は海外での自毛植毛には諸手《もろて》を挙げて賛成できません。費用が多少安く抑えられたとしても、日本国内で自毛植毛を行うケースと比べると、言葉や文化の壁がある海外では、緊急時の対応などの安全面に不安が残るからです。

Q 植毛をすれば、フィナステリドやミノキシジルは不要ですか?

自毛植毛を行ったエリアでグラフトが定着すると、硬毛が力強く伸び続けます。けれど、自毛植毛に、男性型脱毛症の進行をストップさせる力はありません。男性型脱毛法が進行すると、再び自毛植毛を行う必要があります。そのたびに、ドナーエリアとなる後頭部からグラフトを採取していると、そのうちグラフトが不足する恐れがあります。後頭部を〝禿山〟にするわけにはいかないからです。

ですから、男性型脱毛症の進行にブレーキをかけるフィナステリドやミノキシジルなどの使用は、自毛植毛後も続けてください。

将来的に自毛植毛を視野に入れているとしても、男性型脱毛症を発症したら早めにフィナステリドやミノキシジルなどを使用することを私はお勧めしています。

それ以上の男性型脱毛症の進行にブレーキがかけられたら、移植するグラフトは最小限に留めることができます。それだけ頭皮のダメージは減らせますし、毛髪をより高密度に、よりバランスよく植えられるからです。

自毛植毛の先駆者は、実は日本人ドクターだったのです

これまで述べてきたＦＵＳＳやＦＵＥのもとになっている自毛植毛の古典的な技術に、パンチ・グラフト法があります。

パンチ・グラフト法とは、後頭部などの脱毛していない部分の皮膚を円筒状に取り出し、脱毛している部分に移植する方法。毛包単位で採取しないのが、ＦＵＥとの違いです。

このパンチ・グラフト法を確立したのは、アメリカ人医師ノーマン・オーレントライヒ氏。１９５２年、男性型脱毛症の患者さんにパンチ・グラフト法を初めて行い、52例の手術を行ったところで、59年に論文を発表しました。

50年代には、男性型脱毛症の詳しいメカニズムはまだわかっていませんでした。

オーレントライヒ医師の取り組みが画期的だったのは、脱毛を起こしていない部分のグラフトを脱毛が起きている部分に移植すると、毛包は正常に育つのに、脱毛が起きている部分のグ

ラフトを脱毛のない部分に移植すると、毛包が正常に育たないと明らかにした点。なぜなら、この研究により、現代の自毛植毛のベースとなるドナー・ドミナンス理論が確立したからです。

こうした先駆的な臨床と研究により、オーレントライヒ医師は「植毛術の父」として知られるようになり、70年代以降は世界中でパンチ・グラフト法による植毛が広く行われるようになりました。

オーレントライヒ医師の輝かしい業績には何の疑いもありません。しかし、オーレントライヒ医師に先立つこと約20年前に、一人の日本人医師により、同じようなパンチ・グラフト法による植毛が行われていたという歴史的な事実があります。

その人物とは、奈良県で眼科医院を開いていた奥田庄二医師（１８８６年〜１９６２年）。三井慈善病院（現・三井記念病院）や順天堂大学での研修を重ねたのち、１９１２年に医師免許を取得しています。

奥田医師は、ウサギやモルモットなどの動物実験を経て、ドナー・ドミナンス理論に基づいた植毛術を確立。２００例を超えるヒトへの施術を行い、ほとんどのケースで成功を収めています。

ドナーエリアから毛包を含む皮膚移植片を採取する際は、「トレパン」と呼ぶ特製のメスを用いていました。長年研究を重ねた結果、直径２・５〜４・０㎜のトレパンを用いるのが、もっともよいと結論づけています。

奥田医師は、トレパンで採取した移植片から不要な部分を取り除くと、移植片を採取したものより口径が少し狭い別のトレパンを用いて移植先に皮膚欠損部を設け、そこへピンセットで移植片を入れていました。現代のＦＵＥとほとんど同じ流れです。

この方法で成功したのは自毛植毛のみであり、他人の毛包の植毛は、血縁者の毛髪を使ったケースも含めてすべて壊死を起こし、失敗に終わったと報告しています。

奥田医師はおよそ10年間にわたり、地道な研究と臨床を積み重ねました。その成果を日本皮膚泌尿器科雑誌に『生毛移植に関する臨床的並びに実験的研究』と題して発表したのは、１９３９年になってから。この論文により、奥田医師が世界で初めて自毛植毛を行ったことが実証されています。

１９３９年といえば、ナチス・ドイツがポーランドへの侵攻を開始して、ヨーロッパで第二次世界大戦が始まった年。その2年後には、日本も太平洋戦争へ突入します。こうした戦乱に伴う混乱期の只中でもあり、残念ながら奥田医師の偉業は、世界はもちろん日本国内でもまったく注目を浴びなかったのです。

幸いにも、この歴史的な真相を掘り起こした人がいました。

それは意外にも日本人ではなく、ドイツ人のH・フリードリヒ医師。奥田医師の死後、1970年になってからの大発見でした。

この発見が契機となり、それまではオーレントライヒ医師の名前から「ノーマン法」と呼ばれていたパンチ・グラフト法は、「オクダ／オーレントライヒ法」と呼ばれるようになりました。

オーレントライヒ医師は、奥田医師の先行例を知らず、この方法を独自に編み出したと主張しています。奥田医師の存在は日本人ですら知らなかったくらいですから、おそらく真実でしょう。

いずれにしても、自毛植毛を手がけている一人の医師として、同じ日本人が植毛術のパイオニアだったという事実は大きな励みになっています。

第6章

育毛・発毛の環境を整える

乱れた食生活は育毛・発毛の足を引っ張ります。まずはタンパク質をたっぷり

脱毛や薄毛に対してフィナステリドやミノキシジルを使ったり、自毛植毛を行ったりさえしたら、あとは何をしても許されるというわけではありません。

生活習慣の乱れも脱毛・薄毛を招きます。育毛・発毛の環境がうまく整うように、生活習慣も整えておくのが正解です。

この章では、育毛・発毛を促す生活習慣について考えてみましょう。手始めに食生活からチェックします。

特定の栄養素が育毛・発毛にプラスだとは言えませんが、逆に足りない栄養素があると育毛・発毛の足を引っ張ります。

私たちに日々欠かせない栄養素は、糖質、脂質、タンパク質の3大栄養素、食物繊維、そしてビタミンとミネラル。

すべてを過不足なく摂取するのがベストです。なかでも育毛・発毛と関わりが深いものに絞って挙げましょう。それは3大栄養素ではタンパク質、ビタミンではB群とE、ミネラルでは亜鉛と鉄です。

第一に摂っておきたいのは、タンパク質です。

3大栄養素はいずれも活動エネルギーになりますが、タンパク質には他の2つよりも大事な役割があります。それはカラダのパーツをつくること。私たちのカラダは、水分を除けば多くはタンパク質メイドなのです。

髪の毛のもとになるケラチンもタンパク質ですから、タンパク質が不足すると育毛・発毛はスムーズに進まなくなります。

タンパク質は20種類のアミノ酸からなり、そのうち9種類は体内では合成できない必須アミノ酸。食べ物から毎日摂取する必要があります。必須アミノ酸をバランスよく含んでいるタンパク源には、肉類、魚介類、卵、牛乳・乳製品、大豆食品があります。

無理なダイエットでエネルギー制限を行い、タンパク源の摂取も控えるようになると、たちまち体内のタンパク質が足りなくなります。その結果、髪の毛が細くなったり、脱毛が増えてしまったりすることもあります。

タンパク質が欠乏すると、髪色が薄くなることも考えられます。メラノサイトがメラニン色素を合成するためには、チロシンやフェニルアラニンといったアミノ酸が不可欠。このうちフェニルアラニンは必須アミノ酸であり、ダイエット時にはチロシンの合成も滞る恐れがあるからです。

タンパク質の１日の必要量は、体重１kgあたり０・８〜１・０g。65kgなら52〜65gです。自分のタンパク質の必要量を知り、日々不足しないように気をつけましょう。

摂取量の目安としては、手のひら大の肉類で20g、魚介類で15〜20g、卵１個で６g、牛乳１杯（２００cc）で７g、木綿豆腐３分の１丁で７g、納豆１パックで８gのタンパク質が摂れると覚えておくとよいでしょう。

ビタミンとミネラルも忘れないでください

続いて目を向けたいのは、ビタミンB群とビタミンE。

B群は体内の代謝全般に関わるため、毛乳頭細胞や毛母細胞の活動を円滑に進めるためにも欠かせないビタミン。

ビタミンには、水に溶けやすい水溶性と脂に溶けやすい脂溶性があり、B群は水溶性。体内に蓄えることはできず、一度にたくさん摂っても、当座使わない分は尿に混じって排泄されてしまいます。ですから、毎日欠かさず摂るべきです。

B群のなかでも育毛・発毛でとくに大事なものは、次のような食品に含まれています。

B_1：糖質を代謝する　→豚肉、全粒穀物、ナッツ類、大豆
B_2：脂質を代謝する　→レバー、鮭、卵、牛乳、納豆、海苔
B_6：タンパク質を代謝する　→カツオ、鶏肉、レバー、ニンニク、バナナ
ナイアシン：皮膚や粘膜の健康維持を助ける　→鶏肉、カツオ、マグロ、レバー、落花生
ビオチン：皮膚や粘膜の健康維持を助ける　→レバー、卵黄、牛乳、ナッツ類

B群はチームプレーが得意であり、互いに連係して働く性質があります。ですから、毎日十分な摂取が難しいと思ったら、B群がまとめて摂れるサプリメント（B群コンプレックス）を利用する手もあります。

ビタミンEは、頭皮などの血流をよくする働きがある他、有害な活性酸素の攻撃から毛乳頭

細胞や毛母細胞を守る抗酸化作用があります。こちらは脂溶性ビタミンです。

ビタミンEは、ナッツ類、モロヘイヤ、カボチャ、豆乳、ツナ缶（オイル漬け）、イワシ缶（オイル漬け、いわゆるオイルサーディン）などに含まれています。


ミネラルで大切にしたいのは、亜鉛と鉄。

亜鉛は、新陳代謝に不可欠なミネラルとして知られています。毛母細胞が活発に細胞分裂する際に欠かせません。

亜鉛は１日に成人男性で11・０㎎、成人女性で８・０㎎の摂取が推奨されています（出典：厚生労働省『日本人の食事摂取基準（２０２０年版）』）。亜鉛は日本人に不足しやすいミネラルの一つであり、成人男性の１日の摂取量は９・２㎎、成人女性で７・７㎎に留まっています（出典：厚生労働省『令和元年国民健康・栄養調査』）。

お酒を飲む人は、亜鉛不足に注意がより求められます。

お酒のアルコールは、肝臓の酵素で代謝されます。このときに亜鉛が浪費されるため、お酒を飲みすぎると亜鉛が失われやすいのです。お酒は適量を守りましょう。

亜鉛は、牡蠣、カタクチイワシ、牛肉、パルメザンチーズ、抹茶、アーモンドなどに含まれています。これらの食品を意識して摂ってください。

最後に登場するのは、鉄。鉄は、赤血球中で酸素を運ぶヘモグロビンの成分。ヘモグロビンは、タンパク質と鉄が結合したものです。

育毛・発毛を推し進める毛乳頭細胞にも毛母細胞にも、酸素が欠かせません。

どんなに深呼吸をしても、鉄が足りないとヘモグロビンの活動が弱まり、酸素の供給が制限されるため、毛乳頭細胞や毛母細胞の活動が滞ることがあります。

だるい、疲れが取れにくい、階段などで息が上がりやすいといった自覚症状がある場合、鉄が足りない「隠れ貧血（潜在性鉄欠乏性貧血）」の可能性もあります。

海苔などの海藻類、シジミやアサリなどの貝類、鮎、カタクチイワシ、レバーなどから鉄の摂取を増やしましょう。

番外編として日本人になじみの深いある食品が、育毛・発毛に役立つ可能性について紹介しましょう。そのある食品とは、わさびです。

本わさびの根茎部分には、ヘキサラファン（6－MSITC）というフィトケミカルが含まれています。フィトケミカルとは、植物がつくる有用成分の総称。お茶のカテキン、赤ワインのアントシアニンなども、フィトケミカルです。わさび商品のパイオニアである金印の研究によると、ヘキサラファンには育毛作用があるそうです。

わさびの育毛・発毛効果を期待するなら、刺し身などを食べる際、本わさびを買ってすり下ろして使ってください。常温タイプのチューブ入りのわさびでは、原材料に根茎部分がほとんど含まれておらず、本わさび以外に西洋わさび（ホースラディッシュ）などが多く入っているため、育毛・発毛効果はあまり期待できないのです。

アミノ酸系のシャンプーで頭皮も毛髪も優しく洗いましょう

値段の高いシャンプーを使っていれば脱毛・薄毛が予防できるわけではありませんが、脱毛・薄毛が気になり始めたらシャンプーにもこだわりを持ってください。

洗髪はいまや誰もが毎日のように行う習慣です。小さな違いが塵《ちり》も積もれば山となり、大きな差になって表れることも考えられます。

安価なシャンプーには、洗浄成分としてラウリル硫酸ナトリウムが入っているものも少なくありません。ラウリル硫酸ナトリウムは、歯磨き粉や台所用洗剤などにも配合されている界面活性剤です。

シャンプーの何らかの成分が、毛包深くまで浸透して毛乳頭細胞や毛母細胞にダメージを与えると心配する人もいますが、それは医学的に証拠のある話ではありません。

それより問題なのは、ラウリル硫酸ナトリウムにはタンパク質を変性させる働きがあり、毛髪表面のキューティクルにダメージを与える点です。

実際、ネイルケアの必須アイテムの一つであり、毛髪と同じくキューティクルからなる爪の甘皮を柔らかくして剝がすキューティクルリムーバーには、ラウリル硫酸ナトリウムが配合されています。

キューティクルが壊れると髪の毛が細くなるため、薄毛がより気になるようになります。ですから、脱毛・薄毛を心配している患者さんに、私は毛髪に優しいアミノ酸系のシャンプーをお薦めしています。

どのようなシャンプーを使うとしても、丁寧なすすぎをお忘れなく。たとえアミノ酸系のシャンプーでも、すすぎが不十分で成分が頭皮に残っていると、接触皮膚炎を起こし、脂漏性皮膚炎（71ページ参照）に似た症状が出ることもあります。

洗髪後、頭皮の皮脂が完全に洗い流されて潤いを失っていたら、アルガンオイルや椿油《つばきあぶら》などの天然の植物オイルで保湿してください。アルガンオイルは、モロッコ原産のアルガンツリーの種子から抽出される良質なオイル。私も使っています。

洗髪と言いますが、洗うべきなのは毛髪ばかりではありません。健全な毛髪を育てる土壌となるのは頭皮ですから、頭皮もよく洗ってヘルシーに保ちましょう。

爪を立てると頭皮を傷めますから、柔らかい指の腹を使いながら、頭皮をマッサージするように優しくクレンジングしてください。血行が促されて育毛・発毛環境が整います。薄毛が進行している人は、髪の毛の上で泡立てる必要がない、プッシュタイプの泡シャンプーを使うのもよいでしょう。

カラダを洗うボディソープと顔を洗う洗顔料を使い分けるように、本来なら毛髪用のシャンプーとは別に、頭皮クレンジング用のシャンプーを用意すべきでしょうが、それにはお金も手間もかかります。

そこで役立つのが、マイクロバブルと呼ばれる非常に細かい泡が出せるシャワーヘッド。先駆けとなったのは、サイエンスという会社が発売しているミラブルという商品。テレビＣＭでもおなじみです。

その商品開発の原点は、取締役会長の娘さんが強度のアトピー性皮膚炎で肌が弱かったことにあるとか。肌を強くこすって洗えない娘さんのために、精密機械の洗浄に使われていたマイクロバブルの技術をシャワーヘッドに応用したのだそうです。

私はこの優しいエピソードに惹かれてミラブルを購入して、家族全員で愛用しています。汚れがひどくない日なら、お湯だけで洗う「湯シャン」で毛髪も頭皮もキレイになることを日々実感しています。節水にもなりますから、気になる方は試してみてください。

無用なストレスを溜めないことも大切

現代はストレス社会だと言われています。「失われた30年」を経て、少子高齢化が進み、〝衰退途上国〟と揶揄《やゆ》されている日本では、現在や将来に対する不安や悩みを抱え、ストレスに悩まされる人が増えています。

「風邪は万病のもと」と言いますが、ストレスこそが万病のもと。あらゆる生活習慣病の背景にはストレスがあると考えられています。

では、脱毛・薄毛にストレスはどう関わっているのでしょうか。

まず、ストレスについて整理してみましょう。

ストレスはもともと物理学の用語。外部からの圧力で歪みが生じた状態を指しています。それをヒトに応用したのが、カナダの生理学者ハンス・セリエ。歪み＝ストレスと、その原因となるもの＝ストレッサーは区別されますが、私たちはストレスとストレッサーを同じように使っています。

ヒトには、体内環境を一定範囲内に保つ仕組みがあります。ホメオスタシス（恒常性維持）です。ストレスがあると、このホメオスタシスが乱れます。

そこで登場するのが、自律神経。自律神経には、カラダを活動的に整える交感神経と、リラックスモードへ導く副交感神経があります。

ストレスを受けると、自律神経のうちでも交感神経が優位になります。これはストレスに対処してホメオスタシスを保つための防衛反応です。

交感神経には、心身を緊張させて血管を収縮させる働きがあります。それが一時的なものなら大騒ぎする必要はありませんが、ストレスが持続して交感神経が働き続けると、血管の収縮により、血流が低下する恐れがあります。

頭皮は、血流がもっとも活発なエリアの一つ。ストレスで交感神経が興奮し、血管が収縮すると頭皮の血流がダウン。育毛・発毛の鍵を握る毛乳頭細胞、毛母細胞に必要な酸素や栄養素が供給されにくくなり、育毛・発毛にはアウェイな状況に陥ります。

日本に限らず、現代では誰しも多かれ少なかれストレスを抱えています。ストレスだけで脱毛・薄毛が起こるなら、現代人の多くはハゲているはずです。現実はそうではなく、男性型脱毛症にはテストステロンや遺伝などが強く関わっていますから、普通はストレスだけでは脱毛・薄毛は起こらないでしょう。

ただ、交感神経の興奮による頭皮の血管の収縮は、一度始まってしまった脱毛・薄毛を加速させることも考えられます。

ここで厄介なのは、脱毛・薄毛の進行自体がさらなるストレスになること。それにより脱毛・薄毛が一層進行し、さらにストレスが増すという悪循環に陥る事態は避けなければなりません。ストレスを与えられたマウスでは、毛包の成長が止まり、ヘアサイクルが休止期に入り、脱毛が起こることがわかっています。

ヒトは、原因不明の異変やトラブルにとくに不安やストレスを感じやすいもの。脱毛・薄毛が気になり始めたら、早めに専門医を受診して原因を特定し、治療を開始するようにしましょう。それで不安やストレスが軽くなれば、育毛・発毛にはポジティブです。

この他、ストレスを招くストレッサーから離れる、長めの休みを取る、スポーツや趣味のように無心で打ち込めるものを持つ、素直な気持ちを打ち明けられる仲間と交わるなど、ストレスと向き合う方法を試してみましょう。会社員なら、専門的な知見を持つ職場の産業医に相談してアドバイスをもらってください。

ストレスや不安が直接の引き金となっている脱毛症に、「トリコチロマニア（抜毛症）」があります。自分で自分の毛髪を抜いてしまうのです。頭髪以外でも、眉毛や睫毛を抜くケースも見受けられます。

トリコチロマニアには、無意識のものと意識的なものがあります。いずれにしても、止めようとしてもなかなかストップできないのが特徴。男女比では、女性に圧倒的に多いと報告されています。

トリコチロマニアは頭皮の問題というよりも、心の問題ですから、思い当たるところがあったら心療内科や精神科を受診してください。それでも改善しない場合は、一般社団法人 日本抜毛症改善協会に相談してみるのもいいかもしれません。私のクリニックでは日本抜毛症改善協会と協力して抜毛症患者の治療を行っています。先日、その成果を日本臨床毛髪学会学術集会で発表しました。

新型コロナウイルス感染の後遺症の一つとしても、脱毛は報告されています。医学的には、新型コロナと脱毛には直接的な関わりはないと考えられます。

新型コロナで脱毛が起こるとしたら、それは新型コロナ感染によって生じた心身のストレスによるものと考えるのが妥当でしょう。すでに何らかの脱毛の兆しがあった人では、その影響はより大きくなると考えられます。

ストレスは脱毛だけではなく、白髪の一因にもなるようです。

これは2020年にアメリカ・ハーバード大学の研究者がマウスの実験で実証したもの。その成果は、イギリスの科学雑誌『ネイチャー』に掲載されました。

ストレスで交感神経が過剰に活性化すると、ノルアドレナリンという神経伝達物質が大量に分泌されます。

このノルアドレナリンが、メラノサイトのもとになるバルジ領域の色素幹細胞を過度に活性化。それが色素幹細胞とメラノサイトの浪費につながると、やがてメラニン色素の合成が滞り、白髪が増えるのです。研究者によると、交感神経を活性化させたマウスのメラノサイトは数日ですべて活動を停止してしまい、二度と復活しなかったそうです。

詳しく調べてみると、「一夜にして白髪になった！」という伝説（75ページ参照）で知られるマリー・アントワネットは、フランス革命で捕らえられてからギロチンで処刑されるまでに1年以上牢獄で過ごしたようです。

この間の恐怖とストレスで白髪が一気に進み、その変貌ぶりを久しぶりに目にした人たちが「一夜にして白髪になった！」と誤解した可能性はあります。

頭皮マッサージで血液循環をよくしましょう

ヒトはおよそ37兆個もの細胞でつくられています。一つひとつの細胞に必要な酸素と栄養素を送り届けているのは、血液。ことに活発に活動している毛乳頭細胞と毛母細胞は、多くの血液を要求しています。

したがって、育毛・発毛のためにも、頭皮の血液循環はよくしておくべき。飲む育毛剤であるフィナステリドや、ミノキシジルなどの塗る育毛剤の成分も、血液循環がよいほうがターゲットにしている毛乳頭細胞、毛母細胞などに届きやすくなります。

クリニックで診ている薄毛の患者さんには、頭皮が硬く冷たいタイプが多いという印象を私は受けています。頭皮が冷たいのは、血液循環が悪い証拠です。

自毛植毛のために頭皮にスリットを入れるときには、多少の出血を伴います。その際、頭皮が硬く冷たいタイプは血液循環が悪いため、頭皮が柔らかく温かいタイプと比べると、出血が少ないことすらあるのです。

脱毛・薄毛が進むと、薄くなった髪の毛に変わり、頭部を守るために頭皮が硬くなって、血液循環が悪くなることも考えられます。

頭皮が硬くて血液循環が悪いから脱毛・薄毛が進んだのか、それとも脱毛・薄毛が進んだ結果として頭皮が硬くなったのか。まさに「卵が先か、ニワトリが先か」ですが、どちらにせよ頭皮を硬いままでほったらかしにするのは、育毛・発毛にはマイナスでしょう。

あなたの頭皮はいまどんな状態ですか？

両手の指の腹で頭皮を押し込んでみたとき、適度な弾力はありますか？　弾力があまり感じられないなら、頭皮が硬くなっていることも考えられます。

続いて、指の腹で頭皮を押し込んだまま、上下左右に動かしてみてください。スムーズに動かない場合も、頭皮が硬くなっている恐れがあります。

頭皮の硬さを自覚したら、早速頭皮マッサージを取り入れてみてください。

花王は、頭皮マッサージの効果を確かめるため、毎日1～3分の頭皮マッサージを3回、6か月間行って効果を検証しています。その結果、頭皮の血流量が上がり、頭皮は柔らかくなったと報告しています（詳細はウェブサイトで公開されています）。

頭皮マッサージは、シャンプー時と同じように、爪を立てずに指の腹を用います。指を開いて頭皮をしっかり摑み、そのまま大きな円を描くように動かしてみましょう。場所を変えながら、頭皮全体を気持ちよくほぐしてみてください。

ダイエットやトレーニングと同じように、頭皮マッサージは思い出したようにやっても育毛・発毛効果は望めません。毎日欠かさずに続けましょう。

まったく新しい習慣を身につけるのは、なかなか大変です。頭皮マッサージを三日坊主で終わらせないためには、すでに身についているルーティンに紐づける方法がもっとも手軽で有効です。

いちばん取り組みやすいのはシャンプーのタイミングでしょう。この他、毎朝の歯磨き前後、夜眠る前など、自分にとって続けやすいタイミングで頭皮マッサージを日々のルーティンに加えてみてください。育毛・発毛剤を飲んだり、頭皮につけたりするときに、頭皮マッサージを加えるのもよいでしょう。

花王の検証に倣い、6か月ほど続けたら、指の腹で頭皮を押し込んだときの弾力性や、上下左右に動かしたときの柔軟性を確かめましょう。頭皮マッサージが継続できていたら、弾力性も柔軟性もアップしているはず。おそらく頭皮の血液循環もよくなり、育毛・発毛に適したコンディションになっていると想像できます。弾力性や柔軟性が前向きに変わってきたと実感できたら、頭皮マッサージを続けるモチベーションも上がり、無理なく継続できるに違いありません。

ゴルフ場では無帽、サンバイザーではなく、ゴルフキャップを被りましょう

「ゴルフをするときは、キャップを被ったほうがいいのか、無帽のほうがいいのか、それともサンバイザーがよいのか」という質問を受けることもあります。

キャップを被り続けると、頭部が蒸れる不安もあります（85ページ参照）。しかし、それよりも心配なのは紫外線による頭皮へのダメージです。

肌には日焼け止めを塗り、目はサングラスで守っているのに、頭皮だけ無防備というのはナンセンス。紫外線カット効果の高いゴルフ用のキャップを被るようにしてください。サンバイザーでは顔や目は守れても、頭皮は剝き出しなので守れません。

ゴルフは18ホール終えるのに、5時間以上かかります。その間、ゴルフ場のような屋外で帽子を被らず紫外線をダイレクトに浴びると、頭皮は多大なダメージを負います。

日本におけるゴルフシーズンは、春（4〜6月）と秋（10〜12月）の2回。ことにシーズンインしたばかりの春先は、紫外線が増えてくる時期と重なっています。芝生の紫外線反射率は

10％以下であり、10～25％とされる砂浜などと比べると低めですが、それでも5時間以上もプレーしていると、全身に紫外線を浴びます。

前述のように、頭髪のメラニン色素には有害な紫外線から頭部を守る働きがあります。紫外線は皮膚がんを招くこともあります。

頭髪が薄くなったり、白髪が増えたりして、メラニン色素のバリアが手薄になったのに、いつも無帽でラウンドしていると、紫外線から皮膚を守るために「角質肥厚」を招きます。表皮のもっとも外側の角質が厚くなり、少しでも紫外線をブロックしようとするのです。すると皮膚の構造が乱れるため、育毛・発毛にはネガティヴです。

ですから、ゴルフ場ではつねにキャップを被り、最低でも1時間に一度はキャップを脱いで通気を行ってください。

汗や皮脂をたっぷり吸い込み、汚れてしまったキャップは、ウェアと同じように毎回洗いましょう。このあたりの注意点は、86ページで触れた通りです。

休息する際は日陰で日差しを避けて、キャップを脱ぎ、余裕があれば頭皮マッサージを行いましょう。頭皮マッサージにはリフレッシュ効果があり、その後のプレーにより集中できるようになり、スコアがよくなるかもしれません。

抗がん剤による脱毛に備える方法が近々できそうです

現在、日本人の2人に1人は、生涯に一度はがんに罹るとされています。一生のうち、何らかのがんに罹患する確率は男性で65・5%、女性で51・2%（出典：『がんの統計２０２１年版』）。男性に関して言うなら、2人に1人どころか、3人に2人はがんに罹るのです。

がんはありふれた病気であり、医学の進歩と早期発見・早期治療により、その大半はもはや不治の病ではなくなっています。がんの標準治療（有効性と安全性が科学的に認められており、現在利用できる最良の治療と考えられるもの）の3大柱は①外科手術、②放射線治療、③薬物療法です。

このうち薬物療法で用いられるのが、抗がん剤。その副作用の一つに挙げられるのが、脱毛・薄毛です。医学的には、「化学療法誘発性脱毛症（ＣＩＡ）」と呼ばれています。

不治の病ではなくなったとしても、がんが命に関わる病気である事実に何ら変わりはありません。「ハゲたくないから」という理由だけで、抗がん剤の使用をためらう人はおそらくいないでしょう。しかし、抗がん剤による脱毛・薄毛が、多くのがん患者を苦しめ、悩ませているという実態に変わりはないのです。

抗がん剤が、がんとは直接関わらない毛髪になぜダメージを与えるのでしょうか。

それは次のように説明できます。

がん細胞の最大の特徴は、細胞分裂が活発で成長スピードが速いという点にあります。抗がん剤は、その性質を捉えて攻撃します。

同じように髪の毛を生み出す毛母細胞も細胞分裂が活発であり、成長スピードが速いのが特徴。そのため、誤って抗がん剤の攻撃を受けた結果、成長期の髪の毛が抜けてしまい、脱毛・薄毛が進んでしまうのです。

抗がん剤で味覚障害が起こるケースもあります。舌で食べ物を味わっている味蕾《みらい》というセンサー役の細胞も、毛母細胞と同じように細胞分裂が活発で新陳代謝が速いため、抗がん剤から誤って攻撃を受けやすく、味覚障害が生じるのです。

抗がん剤でどの程度の脱毛が起こり、抗がん剤をやめるとどの程度髪の毛が戻るのか。それは抗がん剤の種類、薬効の強さ、投与量と投与期間、相性、年齢などによって大きく異なっています。

抗がん剤による脱毛には、男性型脱毛症の治療が応用できるケースが少なくありません。それでも、もとの毛髪の状態へと完全に戻るのが困難な場合もあります。毛包を再生するバルジ領域の幹細胞まで抗がん剤に攻撃されて完全に死滅してしまうと、二度と髪の毛が生えない永久脱毛に陥るケースもあるのです。

こうした永久脱毛に対し、現在できる対策は多くありません。しかし将来的には、「毛髪再生医療」が応用できる可能性があります。その「毛髪再生医療」については次章で詳しく解説しましょう。

第7章

毛髪再生医療で世界からハゲが消える日

毛髪再生医療なら、減った毛髪が増やせます

本書の最後に、発毛・育毛の明るい未来の話をしたいと思います。それは「毛髪再生医療」という新しい医療技術の話です。

毛髪再生医療が実現できたら、もはや誰もが男性型脱毛症に悩まなくても済む世界の到来も夢物語ではなくなります。

毛髪再生医療とは、21世紀になって脚光を浴びている再生医療の一種。再生医療とは、何らかの原因で失われた組織や器官を再生させる最先端医療です。

再生医療は、２００６年に山中伸弥先生が率いる京都大学のグループが、世界に先駆けてｉＰＳ細胞（人工多能性幹細胞）をつくったことから、一躍スポットライトを浴びるようになった分野。その功績により、山中先生が２０１２年にノーベル生理学・医学賞を受賞したのは、ご存じの通りです。

毛髪をつくり出す毛包は、成人になってからでも繰り返し再生する唯一の器官。ヘアサイクルにより、一定期間ごとに毛包は再生し続けています。この性質を利用して毛髪を再生しよう

というのが、毛髪再生医療なのです。

初めに、毛髪再生医療と自毛植毛との違いを確認しましょう。

男性型脱毛症の患者さんに自毛植毛を行う場合、男性型脱毛症を起こしにくい後頭部のドナーエリアのグラフトを、薄い生え際や前頭部などに移植して薄毛を目立たなくします。見かけは改善しますが、毛髪の総数は増えません。

それに対して毛髪再生医療では、採取した毛包を培養して増やしてから移植するため、毛包と毛髪の総数が増えます。そこが両者の大きな違いです。

ドナーエリアの後頭部の毛包の数にも限りがありますから、自毛植毛では移植できるグラフトには自ずと制限があります。

ところが、毛髪再生医療なら、たとえば後頭部から採取したわずか10株のグラフトを１００倍の１０００株に増やしてから移植することだって可能。脱毛がかなり進んだ患者さんへの対応も可能になります。

男性型脱毛症以外の脱毛症でも、毛髪再生医療の活用が期待される場面は少なくないでしょう。

たとえば、抗がん剤治療で生じる脱毛・薄毛に備えて、あらかじめ毛包を採取して増やしておけば、抗がん剤治療後に脱毛・薄毛が気になるエリアに移植することにより、患者さんの生活の質を格段に高められます。

現在、術後の経過に歯周病など口腔環境の良し悪しがかなり影響しているとわかってきたため、がんなどの外科手術を行う際には、事前に歯と歯ぐきの状態を確認して必要に応じた歯科治療を行うのが当たり前になっています。同様に、将来的には、抗がん剤治療を行う前に、将来脱毛を起こす心配のない後頭部などから毛包を採取・培養しておくことが常識になるかもしれません。

私たちのクリニックでは、5年ほど前から毛髪再生医療の研究に積極的な協力を行っています。毛髪再生医療研究のトップランナーの一人である横浜国立大学大学院の福田淳二教授とタッグを組み、毛髪再生医療を前へ進めるお手伝いをしているのです。

ここからは福田先生へのインタビューを介して、毛髪再生医療の実態、その実用化に向けての歩みについて紹介したいと思います。

「毛髪培養成功の記事が出ると、世界中から問い合わせが殺到しました」

笠井　僕が福田先生の毛髪再生医療の研究を知ったのは、ほんの偶然でした。大阪出張から帰京する飛行機の機内で読んでいた『日本経済新聞』に、先生の毛髪再生医療についての小さな記事が出ているのを見つけたのです。

福田　それはコロナ禍前の２０１８年3月。もう5年以上前になりますね。マウスを使った実験で、毛髪再生医療で鍵を握る「毛包原基」の大量培養に成功したという論文を発表したところ、テレビや新聞など国内外の３００以上のメディアから取材の依頼が殺到しました。当時、うちの大学のウェブサイトの年間トータルアクセス数を、たった１日で超えるというフィーバーぶりでした。

笠井　国内だけではなく、海外からも注目されたのですね。

福田　はい。余談ですが、アメリカの週刊誌『ニューズウィーク』のオンライン版では、意図的に変わった取り上げ方をしていました。

　毛髪再生医療で使う培養器には、細胞への酸素の供給力を高めるために、酸素透過性が高いＰＤＭＳ（ポリジメチルシロキサン）というシリコンゴムの一種を使っています。この素材は、マクドナルドのポテトを揚げる油に消泡剤として添加されています。そこに目をつけたアメリカ人記者が、読者の興味を惹くために「マックフライポテトを揚げる油が、毛髪培養では重要だった」という記事を書いたのです(Japanese scientist may have discovered a cure for baldness——and it lies within a chemical used to make McDonald's fries：日本人科学者がハゲの治療法を発見したかもしれない。それにはマクドナルドのフライドポテトに使われている化学物質が関係していた)。

笠井　アメリカでは、日本以上に男性型脱毛症に悩む人が多いですからね。彼らの興味を煽《あお》るような記事にしたかったのでしょう。

福田　おかげで、「マックフライポテトを何人前くらい食べたら、髪の毛が生えてくるのかを教えてほしい」というメールが、アメリカから何十通も届いて困りました（笑）。

笠井　まさか本気じゃないでしょうね（笑）。

福田　案外本気だったかもしれない。

笠井　面白い。毛髪再生医療に興味を持ち、福田先生にぜひお目にかかりたい、知り合いになりたいと思っていたら、さらなる幸運な偶然が重なりました。うちのクリニックのドクターでもある名古屋大学の蛯沢克己先生に福田先生の話をしたら、「ちょうど今夜、僕は福田先生と一杯飲みますよ」とおっしゃるではありませんか。

福田　蛯沢先生とは一時期、筑波大学で一緒に再生医療を研究していた仲です。

笠井　僕はこんな千載一遇のチャンスはないと思ったので、「ぜひ僕もその席に連れて行ってください！」と蛯沢先生に無理に頼み込み、ご迷惑を承知でお二人の飲み会に飛び入り参加させてもらいました。

福田　迷惑だなんてとんでもない。マウスの次はヒトの毛包で毛髪再生医療の研究をしようと準備を進めていましたが、肝心のヒトの毛包をどこから調達するかが悩みの種でした。笠井先生から「毛包はうちが提供しましょう」と言ってもらえたときには、「これで研究スピードがもっと上げられる」と安堵《あんど》したのを覚えています。

笠井　自毛植毛の手術の際、どんなに注意深くグラフトを採取しようとしても、組織の一部を傷つけてしまうことがあります。傷ついた不完全なグラフトを無理して移植しても、正常に育たない恐れがあります。

　こうしたグラフトの毛包を、事前に患者さんの許可を得たうえで、研究のために提供できるというお話をしました。私たちのクリニックは、自毛植毛の症例数では日本トップクラスですから、それだけ提供できる毛包数も多いのです。

福田　いま振り返ってみると、あのときの出会いがなかったら、私たちの毛髪再生医療の研究はおそらくスピードダウンしていたでしょう。

笠井　現場のスタッフたちが本当に頑張ってくれました。採取した毛包を、鮮度を落とさないように低温に保ち、横浜にある福田先生のラボまでバイク便で届けるシステムをボランティアでつくり上げてくれたのです。ただ最近、困りごとが一つあります。

福田　どんなことですか？

笠井　私たちのクリニックでは、グラフトを採取する技術がどんどん上がり、ほとんど失敗しなくなったのです。それ自体は喜ばしいのですが、何とか別の方法を使ってグラフトを提供できないかを現在鋭意考えているところです。

福田　よろしくお願いします！

「大学1年生が研究室に入ったことを契機に、毛髪再生への取り組みが始まりました」

笠井　先生は長年肝臓や膵臓の細胞の再生医療に取り組んでいらっしゃったそうですね。畑違いの毛髪再生医療に乗り出したきっかけは？

福田　おっしゃる通り、私たちの研究室では、肝臓や膵臓の細胞を培養する技術の開発を目指していました。現在でも、この分野の研究を並行して進めています。

肝臓も膵臓も体内の代謝の要。肝臓はエネルギー源の代謝・保存・解毒など、膵臓は血糖値のコントロールに関わっており、その機能が失われると健康が大きく損なわれます。ですから、培養した肝臓や膵臓の細胞を移植して機能を高めて、患者さんの健康寿命を延ばすための研究を続けてきたのです。

毛髪培養と向き合う契機になったのは、「出る杭を伸ばす」という新しい教育プログラムをつくったことでした。従来、学部生は3年生まで教室で基礎的な学問を勉強し、4年生になってから研究室に入って卒業研究を行うという流れになっていました。

笠井　基礎をじっくり学んでいないと、いきなり研究を始めてもうまくいかないケースが多いですからね。

福田　はい。ところが最近ではスーパーサイエンスハイスクールというのがあり高校生でも研究の経験がある学生が大学に入ってきます。そこで、大学でも希望する学生に関しては、何年生からでも研究室に入っていいというふうにプログラムをつくりました。その制度を利用して早速、うちの研究室にも1年生の女子学生が入ってきました。

せっかく1年生から研究を始めるなら、４年間かけて腰を据えて取り組める新たなテーマで研究を進めたほうがいいと思い、本人と大学院生らを交えて話し合っているうちに、「毛髪再生医療はどうだろう」という展開になったのです。

笠井　毛髪を育てる毛包も小さいながらも立派な器官ですから、その意味では毛髪再生医療も、肝臓や膵臓などの再生医療の延長ライン上にあるとも言えますね。

福田　細胞を安全かつ大量に培養する装置と技術を持っている、私たちの強みが発揮できる分野だという確信もありました。

たとえば、肝臓は重さが１kgほどもあり、およそ２５００億個もの肝細胞からできています。肝臓の機能を再生させるには、それだけ大量の細胞の培養が求められます。最低でも1億個ほどの細胞を培養する必要があるのです。

笠井　頭皮の毛包は数万個ほどですから、肝臓の細胞数は桁外れですね。

福田　髪の毛が薄くなった部分をカバーするには、１０００株とか２０００株といったまとまった数のグラフトが要求されます。

それまでの毛髪再生医療では、グラフトを1株ずつ手作業でつくる方法が主流でした。研究レベルではそれでOKでも、患者さんの悩みを解決するには、数千株のグラフトを一挙につくることが求められます。さらに移植後の発毛効率が高い組織である必要もある。そこで肝臓や膵臓の再生医療で培った大量培養技術で、一度に多くのグラフトをつくり、移植後の発毛効率も高い技術の開発を目指しました。これは、私たちが理工学部だからこそ生まれた発想なのかもしれません。

笠井　そうそう。お会いするまではてっきり医学部の先生だと思い込んでいたのですが、先生の専門はエンジニアリング（製造技術）ですよね。

福田　僕が得意としているのは、製造プロセス全体を俯瞰しながらやり方を設計すること。毛髪再生医療に即して言うなら、発毛効率に優れた数千株のグラフトが一度に必要になるとしたら、どのようなやり方が最適かを考えるのです。

笠井　その考え方のほうが、実践的で役立つ毛髪培養に近づけそうです。

福田　笠井先生らのクリニックとコラボしてよかったと思うのは、脱毛症に悩んでいる患者さんにどんなニーズがあるかを知り、その悩みに寄り添い、臨床現場からのフィードバックを得ながら研究が進められている点です。

医学部でも理工学部でも、研究者たちは、人や社会の課題解決に役立つ仕事をしたいと願っています。ところが、最終的な出口となる現場を顧みないまま、基礎研究ばかりを続けると、人や社会のニーズに沿わないものをつくってしまう恐れもあります。地道に研究を重ねてようやく画期的な成果が得られたのに、いざ完成してみたら誰からも求められていなかった……という失敗は避けなくてはならないと考えています。その点、脱毛症の患者さんのリアルなニーズと悩みが耳に入る環境で研究が進められているのは、有難いと思っています。

笠井　だからこそ、再生医療という難しいフィールドの研究なのに、福田先生はそれだけ多くのメディアが一斉に飛びつくような成果が得られているのでしょう。

「胎児で行われているプロセスを再現すれば、〝毛髪の種〟がつくり出せます」

笠井　ここからいよいよ核心に迫っていきたいと思います。まず、毛髪再生医療の基本的なメカニズムを教えてください。

福田　ひと口に毛髪再生医療と言っても、いくつかのパイプライン（道すじ）があります。

なかでも有望視されるのは、お母さんのお腹にいる胎児の頭皮で、初めて髪の毛ができるときのプロセスを応用する方法です。

毛包から髪の毛ができて育つためには、上皮系細胞と間葉《かんよう》系細胞という2つの幹細胞が必要です。幹細胞には、どのような細胞でもつくり出せる多能性幹細胞と、決まった組織や器官の細胞だけを再生する組織幹細胞があります。毛包の上皮系も間葉系も、組織幹細胞です。

胎児で毛髪が発生する際、上皮系細胞と間葉系細胞の相互作用（ＥＭＩ）により、毛包のもととなる細胞の塊が生じます。これが前述した「毛包原基」です。上皮系細胞の塊と間葉系細胞の塊が雪だるまのようにくっついた構造です。毛包原基は、毛髪をつくる種のようなものです。

この発生のプロセスに倣い、体外で毛包原基をつくって増やし、移植しようという手法が、毛髪再生医療では有望視されているのです。

マウスの胎児の上皮系細胞と間葉系細胞から体外で毛包原基をつくり、免疫不全で無毛のヌードマウスに移植したところ、毛髪が生えてくることを世界で初めて実証したのは、理化学研究所の辻孝先生らのグループです。

笠井　自毛植毛のパイオニアも日本人ですが（１４２ページ参照）、毛髪再生医療でもパイオニアの一人は日本人なんですね。誇らしいですね。

男性型脱毛症の影響を受けない後頭部などのドナーエリアから採取した毛包から、上皮系細胞と間葉系細胞を取り出して培養し、毛包原基をつくって移植すれば、自毛植毛で実証済みのドナー・ドミナント理論により、移植した毛髪は男性型脱毛症の影響を受けず、正常に育つというわけですね。

福田　その通りです。

笠井　福田先生らの手法は、辻先生らの手法とはどう違うのでしょうか。

福田　辻先生らは、毛包を取り出し、上皮系細胞と間葉系細胞をまず増やします。ここまでは私たちも同じです。その後、辻先生らはそれぞれの細胞を遠心分離器で塊にし顕微鏡下で合体させることで、毛包原基を一つひとつつくっていたのです。

笠井　確実な方法ですが、ご指摘のように患者さん一人に数百や数千個の移植組織が必要なので、もっと効率的かつ大量に毛包原基をつくる必要がありそうです。それを可能したのが、福田先生らのグループの研究というわけですね。

「2種類の幹細胞をあえて混ぜて培養し、〝毛髪の種〟の大量生産に成功しました」

福田　私たちは、毛包から取り出した上皮系細胞と間葉系細胞を、あえて培養液中で混ぜて一緒に培養する手法を取りました。これらの細胞は培養すると1つの塊になったのですが、混ぜているため塊の中で2種類の細胞は最初はランダムな状態でした。しかし、培養を続けると2種類の細胞がお互いに塊の中で分離してきて、ちょうど2つの細胞の塊をくっつけた毛包原基の形になるということを発見しました。つまり、あとで苦労して合体させなくても、最初から2種類の細胞を混ぜて培養すれば、細胞が勝手に毛包原基の形になったということです。

細胞が勝手に毛包原基の形になるのであれば、これを大量につくるのは実は簡単です。シャーレの底に小さいくぼみがたくさん並んだ培養器をつくって、2種類の細胞が混ざった液を入れれば、それぞれのくぼみに1つずつ細胞の塊ができるので、あとは3日間ほど培養して毛包原基になるまで待てばいいのです。私たちは2㎝×2㎝の範囲に３００個のくぼみをつくって、簡単に３００個の毛包原基ができることを確認しました。またこれを直径10㎝に広げて５０００個も作製できることを確認しました。患者さん一人に５０００個あれば十分と考えています。

ただ、簡単と言いましたが一つだけ重要な工夫をしています。通常、細胞の培養器には、ガラス製やプラスチック製の平らなシャーレを用います。私たちは酸素を通しやすいシリコンゴムを素材に使い、そこにいま説明したくぼみをつくりました。毛包原基のように細胞が塊になると酸素不足になりますが、シリコンゴムはコンタクトレンズにも使われているように酸素透過性が高いのでこの問題を回避できました。

笠井　それはスゴい。そのシリコンゴムが、さきほど出てきたマックフライポテトの揚げ油に使われていた素材だったというわけですね。

　それにしても、こちらが何もしなくても、同じ種類の細胞同士が自発的に集まり、雪だるまのようにくっつくというのは不思議な話に聞こえます。

福田　そうですね。でも、よくよく考えたら、胎児で普通に起こっているのと同じことが、体外でも起こっているだけなのでしょう。

　詳しく調べてみると、この現象には、細胞の表面にあるインテグリンと呼ばれる分子が関わっているとわかってきました。

　インテグリンは、細胞同士がくっつくための「手」のような役割を果たしています。

　上皮系細胞と間葉系細胞ではインテグリンの種類が異なっています。同じインテグリン同士のほうが「手」を繋《つな》ぎやすいため、上皮系細胞と間葉系細胞は自然に集まると考えられています。

笠井　カラダは天才ですね。培養効率を高める工夫は何かありますか？

福田　培養のベースとなる培地に、「線維芽細胞増殖因子2（FGF2）」を加えると、毛髪再生の効率が格段に高まりました。

笠井　FGF2は、男性型脱毛症の治療にも使われている成長因子ですね。

それにしても毛包では、毛包中段のバルジ領域に上皮系細胞が潜み、毛包の底にある毛乳頭に間葉系細胞（毛乳頭細胞）が潜んでいますよね。ヘアサイクルを一周して、新たな毛髪が生えるときにも、発生時と同じように上皮系細胞と間葉系細胞がくっつき、毛包原基のようなものが生じるのでしょうか？

福田　はい。ヘアサイクルが一周すると、毛包自体が縮んで浅くなり、上皮系細胞と間葉系細胞が接近して相互作用が促されるようになり、新たな毛髪が生じます。

毛乳頭細胞は平滑筋細胞（血管などを収縮させる筋肉系の細胞）に近く、収縮する性質があることがわかってきています。毛包がシュリンクすると間葉系細胞が上皮系細胞へにじり寄り、相互作用が誘発されて毛包原基のようなものができると考えられます。

笠井　男性型脱毛症になり、ヘアサイクルが短くなっても、同じようなプロセスで毛包原基のようなものができ続けるのでしょうか？

福田　おそらくそうだと思います。ただ、ヘアサイクルがあまりに短くなり、毛包自体が小さく萎縮すると、バルジ領域や毛乳頭に存在している幹細胞の数自体も少なくなるため、健常人と同じレベルで再生するのは難しくなるでしょう。

　ことに、バルジ領域に潜んでいる上皮系細胞は、男性型脱毛症の末期になるとほとんどいなくなるらしいですから、上皮系細胞と間葉系細胞の相互作用による毛髪再生は望み薄になります。

笠井　やはり、男性型脱毛症でも早期発見・早期治療が肝心ですね。

　再生医療と言うと、ｉＰＳ細胞の利用を真っ先に思い浮かべる読者も多いと思います。福田先生は、なぜ毛髪再生医療にiPS細胞を活用しないのですか。

福田　むろんiPS細胞からでも毛包は作製できますが、ｉＰＳ細胞には残念ながら「がん化」の危険がかなりあります。移植する前に、がん化の可能性があるものを１００％取り除くのはかなり難しいでしょう。

笠井　がん化した毛包を万一見逃してしまい、他の組織への転移が起こったら一大事です。頭皮は血流が盛んな分、転移も起こりやすそうですしね。

福田　肝臓や膵臓のように命に関わる器官を再生するわけではないので、ｉＰＳ細胞を活用した毛髪再生の研究は、大学病院などに設置される認定再生医療等委員会の審査をパスできないでしょう。組織幹細胞なら、がん化のリスクが少なく、再生医療に用いても安全なのです。

「上皮系細胞の驚異的な能力が、毛髪培養を進めるうえでの大きなハードルです」

笠井　僕が『日経新聞』で読んだように、先生はマウスでは5年以上前に、毛包原基を大量につくることに成功されていますよね。現在、ヒトでの実用化に向けての課題はどんなところにあるのでしょうか。

福田　胎児の発生プロセスに従い、毛包原基をつくるためには、上皮系細胞と間葉系細胞という2種類の細胞がリンクしなくてはなりません。

このうち間葉系細胞は、その機能を損なわずにうまく大量に培養する方法が見つかりました。一方の上皮系細胞では、機能を損なわずに大量に増やせないことが毛髪再生医療を進めるうえでのハードルになっています。

笠井　上皮系細胞の培養がうまくいかない理由とは？

福田　皮肉なことに、上皮系細胞が驚異的な能力を秘めているからです。

上皮系細胞は、毛髪をつくり出すだけではなく、皮膚の表面を覆う細胞をつくり出す能力も秘めています。毛髪も皮膚も、カラダのいちばん外側を覆う鎧《よろい》のようなもの。火傷などで隣り合っていた皮膚が失われると、上皮系細胞は毛髪をつくる能力を捨て、失われた近隣の皮膚の再生に全力を傾けるようになります。

笠井　カラダを細菌などの外敵から守ったり、体表から余分な水分の蒸発を防いだりするという点では、毛髪よりも皮膚のほうが命に関わりますからね。それは合理的な反応だと思います。火傷した場所に毛髪を移植すると、その再生スピードが上がるとされる（１２９ページ参照）のは、おもに上皮系細胞の作用なのでしょうね。

福田　その頼もしい性質が、毛髪再生医療では思わぬ障害となっています。

上皮系細胞は、周囲の皮膚の細胞が何らかのダメージを受けて失われると、「これは一大事だ！」と認識。髪の毛をつくるという自らの本分をなげうってでも、献身的に働いて皮膚の再生を助けようとします。

ですから、毛包から分離した上皮系細胞を培養器に入れると、上皮系細胞は「これは一大事だ！」と認識します。まわりに他の細胞の存在が感じられないからです。すると、培養器のなかでいくら増えたとしても、その上皮系細胞は毛髪を再生させる能力を失っているのです。

目下の最大課題は、毛髪を再生させる能力を維持させたままで、上皮系細胞をいかに大量に増やすことができるかという点にあります。

笠井　でも、マウスの実験では上皮系細胞も毛髪をつくる能力を維持していたからこそ、移植先で新たな毛髪が育ったのですよね。

福田　それは、マウスの実験で使っていた細胞が、まだ胎児期にある細胞だったからだと思います。胎児期の細胞は、再生能力が高いのです。笠井先生のクリニックから提供していただいている成人の毛包から分離した細胞は、残念ながら胎児期の細胞と比べると再生能力では劣っています。それ以外にも、マウスとヒトという種の違いが、再生能力に何らかの影響を与えていることも考えられます。

笠井　男性型脱毛症の患者さんに、毛髪再生医療での増毛を考えるなら、胎児ではなく、本人の後頭部の毛包から採った成人の上皮系細胞を用いるわけですから、その点はぜひクリアしたい課題ですね。

福田　どうすれば解決できるのか。糸口が見えてきましたから、もう間もなくよい報告ができるはずです。期待してください。

「軽度の脱毛症には、あと4～5年で新たに有効な治療法が提供できそうです」

福田　上皮系細胞と間葉系細胞という2種類の細胞から毛包原基をつくり、胎児の発毛のプロセスを繰り返して、毛包から髪の毛をイチからつくるという方法は、髪の毛があまり残っていない男性型脱毛症の末期の患者さんに適用できます。

それ以外にも、軽度の男性型脱毛症の患者さんに適用できる毛髪再生医療があります。

それは、休止期の毛包に、脱毛していないエリアから採取した自らの毛乳頭細胞を増やしてから注入する方法です。

私たちはこの方法も研究しています。胎児に倣った最初の方法を第1のパイプラインと呼ぶなら、こちらは第2のパイプラインと言えます。

男性型脱毛症では、ヘアサイクルのうちでも毛髪が太く長い硬毛に成長を続ける成長期が短くなり、細く短い軟毛が増えます。こうした毛髪の成長をコントロールしているのは毛乳頭細胞。休止期の毛包に、脱毛していないエリアの毛乳頭細胞を注入すると、いま生えている毛髪が成長期へ移行しやすくなるため、太く長い硬毛が増えるのです。

笠井　移植した毛包から新たに毛髪を育てるのではなく、すでに毛包から生えている毛髪を元気にしようというわけですね。考え方は、資生堂らのグループが先行して研究を進めている方法に近いですね。

福田　資生堂らのグループの手法では、毛乳頭細胞ではなく、「毛球部毛根鞘細胞（ＤＳＣ細胞）」を用いています。ＤＳＣ細胞は毛包の底にあり、毛乳頭細胞のもとになっている前駆細胞です。これは、カナダのレプリセル社が考案した治療法です。

笠井　なぜ、すでに研究が進んでいるＤＳＣ細胞ではなく、あえて毛乳頭細胞を使おうと思われたのですか？

福田　第一に、前述のように私たちは毛乳頭細胞を大量に培養する技術を確立しています。また、毛包を成長期へと誘導する能力は、毛乳頭細胞でもＤＳＣ細胞でも論文発表を見るとほとんど違いがないからです。

　加えて指摘するなら、資生堂らのグループのやり方でＤＳＣ細胞を培養すると、途中で本来の機能が失われてしまうため、休止期の毛包に注入した臨床試験の結果を見ても、毛髪の密度は５％ほどしか改善していません。これでは多くの男性型脱毛症の患者さんが満足できる結果とは言えないでしょう。

笠井　先生たちの培養法では、毛髪の成長をコントロールしている毛乳頭細胞の働きを損なわずに大量に増やせるのですよね。

福田　はい。順調にいけば、これから1年以内に臨床試験の承認が得られて、2～3年後には臨床試験を重ねて有効性と安全性を実証。4～5年目には、国内での治療サービスを開始したいと考えています。

笠井　国内で治療サービスをスタートさせる際は、私たちのクリニックが先陣を切って、全面的に協力させていただきます。治療費はどのくらいになりそうですか？

福田　休止期の毛包を再活性化させるために必要な数まで毛乳頭細胞を培養して増やしてやるには、1か月程度かかると思っています。この場合、治療費は200万～400万円程度になりそうです。

笠井　自毛植毛の2倍ほどですね。

福田　培養期間が短くなるほどコストは下がり、費用はもっと抑えられます。現在、一緒に組んでいるロート製薬さんが開発した培地を用いると、2週間程度で再活性化に必要な毛乳頭細胞が得られる見込みが出てきました。そうなるといずれは自毛植毛と変わらない程度まで費用が抑えられるでしょう。

「毛髪再生の第3の方法も模索しています」

福田　毛包原基から毛髪をつくる方法と同じように、男性型脱毛症の末期の方にも有効な毛髪再生治療の第3のパイプラインがあります。それは体外で毛髪をつくり出してから、それを植毛するというやり方です。

笠井　細胞を注入するのではなく、体外でつくった毛髪を薄毛が気になる部分に移植するのですね。自毛植毛に近い考え方です。

福田　私たちがこの方法を研究し始めたのは、ちょっとした偶然からでした。

上皮系細胞と間葉系細胞を混ぜて3日ほど培養すると、すでに説明したように、2つの細胞の塊がくっついた毛包原基が生じます。ところが、あるとき学生が誤って3日以降もほったらかしにしてしまいました。1か月ほど経ってからようやく気づき、慌てて確認してみると、毛包原基から毛髪が生えていたのです。

笠井　偶然の失敗から、新たな発見が生まれたわけですね。

福田　といっても300個に1個ほどの割合であり、0・3％と効率は悪かったのですが、それをきっかけに研究を進めた結果、マウスの実験ではほぼ１００％の割合で毛包原基から発毛が促せる方法を確立しました。

笠井　その反響はまたスゴかったのでは？

福田　そうなんです。成果が２０２２年10月、世界的に著名な科学雑誌『サイエンス』の姉妹紙『Science Advances』に掲載されたところ、またまた大学のウェブサイトの1年分のアクセス数を1日で稼ぎ出すほどの話題を集めました。

笠井　もう少し詳しく教えてください。

福田　マウスの上皮系細胞と間葉系細胞を、ある方法で10日間培養してやると、「毛包オルガノイド（ヘアフォリクロイド）」が生じて成熟した毛包が出来上がります。この毛包オルガノイドを23日間培養したところ、毛が徐々に伸びてピンセットで扱えるくらいの長さ3～5㎜になりました。

笠井　オルガノイドとは「臓器（オーガン）のようなもの」という意味で、幹細胞を三次元で培養すると得られる組織ですね。生えた毛髪は〝ホンモノ〟なんですね。

福田　はい。毛にはちゃんとキューティクル構造も確認できました。また、毛包オルガノイドには、生体の毛包にある主要な細胞があり、ホルモンで刺激すると毛幹のメラニン色素が濃くなることもわかっています。

培養6日目の毛包オルガノイドを、無毛のヌードマウスに移植したところ、移植して3週間後には毛幹が伸び、その後も同じ場所から毛髪が生え変わる様子が確認されており、このヘアサイクルが少なくとも1年間継続することを観察しています。

笠井　ヒトの毛包でも同じような成果が得られることを期待しています。今後も協力して毛髪再生医療に取り組んでいきましょう。

著者プロフィール

笠井敬一郎
（かさい・けいいちろう）

1984年に島根医科大学医学部卒業後、1986年より東邦大学大橋病院にて脳外科医として勤務。2009年に美容外科医に転身、湘南美容クリニックへ。自毛植毛の専門医として手がけた症例数は3000例を超える。2023年より湘南AGAクリニック新宿南口院院長に就任。2023年11月にNPO法人毛髪再生協会を設立。

参考文献

武田啓編著『毛髪　ガイドライン2017を踏まえた治療update』克誠堂出版
公益社団法人日本皮膚科学会『男性型および女性型脱毛症診療ガイドライン2017年版』

AGA治療革命
飲む発毛剤から自毛植毛、そして毛髪培養へ

2023年11月10日　第1刷発行

著　者　笠井敬一郎
発行人　見城 徹
編集人　森下康樹
編集者　高部真人

発行所　株式会社 幻冬舎
〒151-0051 東京都渋谷区千駄ヶ谷4-9-7
電話 03(5411)6211(編集)
03(5411)6222(営業)
公式HP：https://www.gentosha.co.jp/
印刷・製本所　株式会社 光邦

検印廃止

ISBN978-4-344-04195-0 C0095

この本に関するご意見・ご感想は、
下記アンケートフォームからお寄せください。
https://www.gentosha.co.jp/e/